섬유근육통과 우울증 치료

섬유근육통과 우울증 치료

초판 1쇄 발행 2024년 8월 23일

지은이 최기현
펴낸이 장길수
펴낸곳 지식과감성#
출판등록 제2012-000081호

교정 이주연
디자인 서혜인
편집 서혜인
검수 한장희, 정윤솔
마케팅 김윤길, 정은혜

주소 서울시 금천구 벚꽃로298 대륭포스트타워6차 1212호
전화 070-4651-3730~4
팩스 070-4325-7006
이메일 ksbookup@naver.com
홈페이지 www.knsbookup.com

ISBN 979-11-392-2069-8(03510)
값 22,000원

• 이 책의 판권은 지은이에게 있습니다.
• 이 책 내용의 전부 또는 일부를 재사용하려면 반드시 지은이의 서면 동의를 받아야 합니다.
• 잘못된 책은 구입하신 곳에서 바꾸어 드립니다.

지식과감성#
홈페이지 바로가기

섬유근육통과 우울증 치료

fibromyalgia treatment

최기현 지음

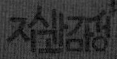

목차

——————————— 들어가는 말 · 8

1. 섬유근육통이란? · 12

2. 섬유근육통증후군의 증후군이란? · 12

3. 섬유근육통이란 병명의 연원 · 13

섬유근육통의 한의학 치료가 알려지지 않은 이유

섬유근육통의 최신 지견과 유감 그리고 단상

4. 섬유근육통의 치료 계기 · 20

5. 섬유근육통 진단이 어려운 이유 · 23

6. 진통제나 소염제 등으로 병이 낫지 않는 이유 · 25

7. 섬유근육통 한약의 효과 · 27

류마티스(Rheumatis)와 습담(濕痰)

8. 섬유근육통의 한의학적 원인 · 32

1) 습담(濕痰)

2) 습열(濕熱)

3) 풍한습(風寒濕)

　　4) 어혈(瘀血)

　　5) 기허(氣虛)

9. 치료 예 · 51

　　습담형 섬유근육통

　　습담형과 비증형(풍한습)이 겹친 경우

　　습담형과 어혈형이 겹친 경우

　　습담형과 습열형(각기병)이 겹친 경우

　　A형 독감 후유증으로 인한 류마티스관절염 의증 증상으로 입원한 환자의 치료 예

　　극심한 스트레스로 생긴 급성 우울증과 목과 팔다리의 작열감

10. 섬유근육통과 우울증은 여성에게 많이 발생한다 · 74

11. 섬유근육통, 근막통증증후군, 복합부위통증증후군 · 75

12. 섬유근육통에 동반되는 질병들 · 77

　　1) 우울증

    2) 류마티스관절염

    3) 생리통

    4) 신경병증성 증상

13. 섬유근육통을 악화시키는 요인 · 83

    1) 과도한 정신적 스트레스

    2) 음식

14. 여러 유형들을 분석함 · 87

    섬유근육통의 발생 부위에 따른 유형

    섬유근육통이 어떤 계기에 의하여 발생하는 유형

    섬유근육통의 날씨 영향 유무에 따른 유형

15. 섬유근육통(환자분들께 종종 받는 질문) · 90

    1) 섬유근육통은 자가면역과 관련이 있나요?

    2) 섬유근육통은 뇌질환이고 실체가 없는 병인가요?

    3) 운동으로 섬유근육통을 치료할 수 있을까요?

16. 치료 수단 · 94

    섬유근육통의 치료 수단

17. 항우울제중단증후군 치료하기 • 103

18. 우울증과 조현병의 원인 • 106

    우울증과 정신병적 우울증 그리고 조현병

    환청, 환시

    망상

19. 우울증 치험례 • 116

    스트레스와 상관없이 나타난 우울증

    극심한 스트레스로 인한 우울증

    소화불량(속 울렁거림)으로 시작된 산후우울증

    청소년 정신과 우울증

    환청을 동반한 우울증

20. 섬유근육통 우울증에 입원치료가 필요한 이유 • 126

21. 심발타 유감 • 128

맺음말 • 131

들어가는 말

한 개인의 머릿속에 들어 있는 생각을 글로 표현해 낸다는 것은 정말 힘든 일인 것 같습니다. 더불어 그 글의 의미를 타인에게 이해시켜야 한다는 것은 더욱더 힘든 것 같고요. 오래전부터 존재하던 한의학의 병명을 서양 의학적 병명인 섬유근육통에 매치시키기 위한 작업은 아마도 이번이 최초일 것입니다. 그동안의 연구와 환자 치료 경험이 이런 작업에 많은 도움이 됐습니다. 의학은 임상 실전이기 때문에 환자를 직접 치료 경험해 보지 않고서는 어떤 질병에 대해 구체적으로 상세히 설명할 수가 없습니다. 실질적 치료 경험 없이 종이에 써진 글자만 읽으며 질병에 대해 이러이러하다 말하는 것은 누구나가 할 수 있으며 그것은 공상 소설을 쓰는 것과 마찬가지입니다. 글재주와 말재주가 없는 사람이 홀로 새로운 시도를 하기란 정말 어려웠습니다. 게다가 진료까지 해야 하는 상황에서 고치고 또 고치고 다시 쓰고를 얼마나 반복했는지 모릅니다. 귀찮으니 하지 말자는 생각도 여러 번 했습니다. 우연히 섬유근육통이란 병에 대해 알게 되고 연구하고 치료 경험한 지 15년이 되었습니다. 인간이 생존하면서부터 같이 존재해 왔고, 인간이 존재하는 한 끝까지 함께할 이 섬유근육통이란 병이 한의학으로 뛰어난 치료 효과가 있다는 것을 알리고 싶은 생각은 몇 년 전부터 해 왔으나, 진료에 바쁘고 글재주가 없다는 핑계로 차일피일 미루고 미루다 더 늦기 전에 해 봐야겠다는 생각에 그동안 썼던 글들을 정리하고 머릿속에 든 생각을 짜내고 짜내어 발간하게 되었습니다. 아직 치료에 대한 미숙한 부분이 있고 경험도 부족하지만 제 나름 섬유근육통에 대한 연구는 일정 부분 파악된 것으로 보입니다. 섬유근육통 환자분들의 일부는 정신과 증상이 같이 나타나며 이런 경우는 원인이 동일한 경우가 있어 우울증이 동반된 섬유근육통 환자분들의 한의학 치료를 같이 올려 봤습니다. 이런 경우 섬유근육통 처방과 우울증 처방이 거의 비슷하다는 말이 되겠습니다. 한의학 용어가 일반인에게는 다소 낯설고 이해가 어려운 부분이 있겠지만 섬유근육통을 설명하고 이해하려면 한의학의 관점과 용어를 사용할 수밖에 없는 현실입니다. 학술적으로나 임상적으로 깊이 들어가면 의료인이 아니면 이해하기 어려운 부분들이 있기 때문에 생략했으며 최대한 간결하게 쓰려 했습니다. 섬유근육통에 관심 있는 한의사분들이 읽어 보신다면 많은 도움이 되실 것이라 생각됩니다.

이 책에서는 섬유근육통을 전형적인 섬유근육통과 일반적인 섬유근육통 2개로 나누었습니다. 전형적인 섬유근육통과 일반적인 섬유근육통은 원래 다른 질병입니다. 일반 섬유근육통들도 서로 다른 질병입니다. 일반적인 섬유근육통은 객관적인 발생 상황이 존재합니다. 의학은 서양 의학과 동양 의학으로 나누었으며 동양 의학 중에서 한의학은 오랜 세월 동안 한국, 중국, 일본에 존재해 왔고, 한국 일본 두 나라는 중국 전통 의학(Traditional Chinese Medicine)의 영향을 받았습니다. 개인의 연구와 치료 경험을 바탕으로 저술한 것이므로 모두 정확한 것은 아니고 오류가 있을 수 있음도 인정합니다. 국내의 섬유근육통 환자들이 한의학 치료를 받고 진통제나 우울증약으로도 안 잡히던 통증이 잡히며 많이 좋아졌다는 소식들을 여기저기서 종종 듣고 있습니다. 역시나 섬유근육통 치료는 한의학만이 답입니다.

섬유근육통의 한의학 치료

서양 의학적으로 섬유근육통의 진단 기준이 계속 바뀌는 이유는 여러 가지 원인에서 나타나는 비슷한 증상의 서로 다른 질환을 뭉뚱그려 한 가지 단일 질환으로 정의하여 파악하려 하기 때문입니다. 진단 확정 시 전신적인 통증은 동일한 면이 있지만, 여러 다양한 상황에서 발생한다는 점과 진단되기 전의 의증 상태와 그 의증 상태가 오래 지속되다 저절로 낫는 경우도 있으며 최종적으로 류마티스 관절염이나 섬유근육통으로 진단되기까지의 기간이 몇 년씩 걸리기 때문에 섬유근육통은 참으로 파악하기 어려운 병입니다. 전형적 섬유근육통 외의 다른 여러 이유에서 발생하는 섬유근육통은 전신통증이라는 공통점 외에 부수적인 증상들이 다양합니다. 통증을 호소하는 양상도 다릅니다. 섬유근육통의 발병을 보면 여러 상황에서 섬유근육통이 나타납니다. 서로 다른 상황에서 나타난다면 '당연히 원인도 다른 것이 아닌가?'라고 자연스럽게 생각해 봐야 합니다. "다양한 상황에서 나타나는 통증은 당연히 원인이 다를 것이다!" 이런 전제로 한의학적인 관점에서 봐야 한다고 생각합니다. 왜냐하면 예전부터 한의학은 이런 다양한 상황에서 나타나는 섬유근육통에 대해서 각각의 원인과 증상 치료를 제시해 놓기 때문입니다. 물론 섬유근육통이란 병이 서양 의학에서 명명한 것이기 때문에 한의학의 병명과는 당연히 다릅니다. 섬유근육통이라는 병명을 전 세계에서 공통적으로 사용하니 한의학에서 사용하던 섬유근육통에 해당되는 병명을 찾아 매치시키면 되는 겁니다. 서양 의학적인 섬유근육통 치료 방법 중 어떤 경우는 우울증약을 투여하기도 합니다. 통증이라면 일반적으로 진통제, 소염진통제를 사용할 텐데, 환자가 우울증 진단을 받은 것도 아닌데 왜 우울증약을 투여하나? 역시 각각의 다른 조건 상황에서 나타나는 서로 다른 섬유근육통이란 것입니다. 그러니 모든 섬유근육통 환자에게 일률적으로 우울증약을 투여하면 그나마 통증이 줄어드는 환자도 있고, 전혀 효과가 없는 환자도 나오는 것입니다. 마찬가지로 모든 섬유근육통 환자에게 마약성진통제나 소염진통제를 투여했을 때 통증이 줄어드는 환자가 있고 전혀 효과가 없는 환자들이 나오기도 합니다. 즉 원인과 발생 상황에 맞는 약을 투여해야 한다는 것입니다. 하지만 진통제나 우울증약은 원인 치료를 하지 못합니다. 이러한 이유로 섬유근육통의 치료와 연구는 한의학의 관점으로 봐야 하고, 섬유근육통의 발생 원인과 타입을 나누어 그 타입에 맞는 치료를 해야 한다는 것입니다. 그러나 타입에 맞춰서 치료하기까지의 과정이 쉽지 않습니다. 섬유근육통을 전문적으로 치료하고 연구한 한의사가 많지 않고, 치료 방법 자체가 완전히 확립되지 않아 중구난방적인 면이 있기 때문입니다. 따라서 섬유근육통에 대한 한의학적 진단과 치료가 객관적으로 확립되어야 할 필요성이 있습니다.

1. 섬유근육통이란?

섬유근육통의 정의는 크게 변함이 없으나 진단 기준은 조금씩 변하고 있습니다. 진단 기준이 변한다는 것은 그만큼 이 질병 파악이 어렵다는 뜻입니다. 섬유근육통은 X-ray, 혈액검사, MRI, 초음파 등 객관적인 검사상 이상은 없으나 신체 여러 부위의 통증과 피로, 수면장애 등이 3개월 이상 만성적으로 계속되는 전신통증질환을 의미합니다. 보기에는 간단한 것 같지만 진단이 쉽지 않습니다. 대부분은 통증 위주고 30% 선에서 우울증 등의 정신과 증상이 동반된다고 합니다. 섬유근육통은 모든 연령대에서 발생하지만 특히 20~50대 사이의 중년 여성층에서 흔하게 발생합니다. 여성의 발생 비율이 남성보다 9배 정도 높습니다.

2. 섬유근육통증후군의 증후군이란?

여기서 '증후군'이란 단어에 대해 알아봅니다. 증후군은 서양 의학적인 용어로 원인이 밝혀지지 않은 질환을 의미합니다. 여기서 원인이란 서양 의학적 관점에서 보는 원인입니다. 일반적으로 병명은 객관적 원인이 알려지고 동일한 증상을 보일 때 이름 지어집니다. 반면에 증후군은 객관적 원인을 알 순 없지만 여러 사람들이 동일한 증상을 호소하거나 서로 다른 질환을 가지고 있는데 그중에서 공통적인 증상을 호소하고 있다든지, 또는 원인을 알 수 없는 증상 그 자체를 무슨무슨 증후군으로 이름 지어 버리는 경우입니다.

내용을 간단히 설명하면, 원인을 알 순 없지만 동일한 여러 증상을 나타내는 증상 모임을 증후군이라 보면 됩니다. 즉 섬유근육통증후군의 대표적인 증상은 전신통증인데 이 통증은 여러 다양한 상황에서 나납니다. 즉 여러 원인이 있다 볼 수 있는 건데 서양 의학적인 방법으로는 원인 규명이 안 되기 때문에 증후군이라 붙인 것입니다. 혈액검사, X-ray, MRI, 초음파 등 서양 의학적으로 보는 검사법에 전혀 이상이 없지만 지속적으로 통증이 나타나고 치료 효과가 없는 특징적인 증상군이 있으니 이를 '섬유근육통증후군'이라고 병명을 붙인 것입니다. 요즘은 섬유근육통이라 하지만 엄밀한 의미에서는 섬유근육통증후군입니다.

3. 섬유근육통이란 병명의 연원

섬유근육통이란 병명은 최근에 생긴 것이고 서양 의학적 병명입니다. 현재 전 세계 의학은 서양 의학이 주류입니다. 한국도 그렇습니다. 모든 나라의 의료 체계에 서양 의학이 도입되어 있습니다. 현대 사회는 통신 수단과 매스미디어의 발달로 정보의 확산이 예전에 비해 눈부시게 빨라졌으며 모든 정보의 글로벌화와 공유가 진행되고 있습니다. 전 세계 질병 관계자가 연구하고 있으니 질병의 치료법은 많이 발전하고 있습니다. 특히 연구 성과 공유는 대단한 겁니다. 전 세계 연구자가 병에 대해 연구하여 병명을 붙이고 치료법을 공유합니다. 따라서 병명도 서양 의학을 기준으로 합니다. 현실적으로 한의사도 그 병명을 일부 따를 수밖에 없습니다. 검사상 이상이 없고 원인은 모르지만 전신통증을 위주로 호소하며 낫지 않는 환자군을 계속 연구하고 관찰하다 보니 그런 사람들이 많은 것을 알고 병명을 섬유근육통증후군이라 지은 것입니다. 이렇게 된 지가 불과 30~40년 전입니다. 그럼 그전에는 어땠을까요? 아마도 다른 여러 병명에 섬유근육통이 혼재되어 있지 않았을까 생각해 봅니다. 서양 의학은 고대 그리스 의학의 명칭처럼 류마티스라고 뭉뚱그려 불렀을 듯합니다. 류마티스의 의미는 뒤에 설명하겠습니다만 류마티스에 해당되는 질환을 분석하여 여러 병명으로 나눈 것입니다. 그렇다면 서양 의학이 전 세계 주류 의학이 되기 전의 세계 의학은 어땠을까요? 동양엔 중국을 원조로 하는 한의학이 있었고 그 영향을 받은 한국과 일본 등은 서양 의학으로 대체되기 전까지 한의학으로 질병을 치료했습니다. 인도 같은 경우 인도만의 고유한 의학인 아유르베다가 있어 당시의 환자를 치료했을 겁니다. 그러면 그 나라 언어로 된 병명이 있을 것이고 치료법도 있었을 것입니다. 섬유근육통은 인간이 존재하면서부터 있어 온 병이기 때문에 3000년의 역사를 가진 한의학에도 병명이 있었을 것입니다. 그 섬유근육통이란 정의에 맞는 병명을 한의학 서적에서 찾아보면 통증의 여러 분야에서 기록되어 있습니다.

섬유근육통의 한의학 치료가 알려지지 않은 이유

서양 의학과 동양 의학은 한 사람이 가진 병에 대해 병의 명칭과 병을 보는 관점, 치료하는 방법이 전혀 다릅니다. 지금은 전 세계가 질병에 대해 공통된 병명을 사용하고 전 세계적으로 공유가 되고 있지만 불과 70~80년 전만 하더라도 각국의 고유 의학이 있었고 병명도 그 나라의 고유 언어로 표현되었으며 치료법도 달랐습니다. 서양 의학이 발달하여 여러 질병에 대한 치료법이 많이 개발되었지만 안 되는 것도 많습니다. 그런 이유로 최근에 연구자들이 동양 의학에 관심을 많이 가지고 있습니다. 동양 의학 중에서도 주로 한의학이 연구되어지고 있는데 이 중에서 침술이 세계에서 서서히 각광을 받고 있으며 세계보건기구(WHO)에서도 침술의 효과를 정식으로 인정하고 있습니다. 하지만 연구는 아직도 기초적인 걸음마 단계입니다. 한약 처방의 연구는 거의 없다시피 합니다. 지금까지 섬유근육통을 연구 치료해 본 필자의 개인적인 경험으로는 서양 의학적으로 연구한다 하더라도 섬유근육통의 치료 방법은 없을 것이라 생각합니다. 병을 보는 관점과 치료 방식이 다르기 때문입니다. 한의학적으로는 섬유근육통의 발생과 원인이 있으므로 서양 의학보다 원인 치료에 더 가깝게 다가설 수 있습니다. 이 병은 인간이 존재하면서부터 같이 있어 온 병이기 때문에 옛날부터 이 병에 대한 언급과 치료 방법이 있었습니다. 옛 한의학 서적을 보면 섬유근육통에 대해 부분 부분 언급되고 있는 게 보입니다. 따라서 이 병에 대해 한의학으로 연구하고 더 정확한 치료법을 확정 지어서 세계에 알리는 일이 필요합니다. 한국, 중국, 일본 한의학의 역사를 보면 한국의 경우 조선 시대까지 유지되었던 한의학이 서구 문물을 적극적으로 수용한 일제 치하에서 폐지되었으며 명맥이 끊기게 되었습니다. 일본도 서양 문물을 받아들이면서 일본의 한방 의학을 폐지시켰다가 다시 부활시켜 지금은 의사들이 한약 처방을 하고 있습니다. 중국도 서양 문물이 들어오며 전통 의학인 한의학이 존폐의 위기를 맞았지만 문화혁명 이후 국가의 전폭적인 지지를 받아 중의와 서의를 같이 중시하는 원칙을 세워 오늘날과 같은 훌륭한 시스템이 정착됐습니다. 중의학에 대한 중국 정부의 '중흥의지'는 예산과 연구 개발(R&D) 규모에서도 찾아 볼 수 있습니다. 한국은 규모 면에서 상대 자체가 안 됩니다. 중국이 부러울 뿐입니다. 한국 한의학은 일제 때 폐지됐다가 해방 후에 6.25 사변이 일어나고, 그 후에 나라가 재건되면서 한의사 제도도 부활했지만 나라의 의료 체계가 미국의 영향을 받아 모든 것이 다 서양을 따르게 되었습니다. 지금도 그렇지만 국가의 의료 체계가 다 서양 의학 위주로 되어 있습니다. 현 한의학은 연구와 투자가 되지 않은 채 겨우 명맥만 유지하고 있는 상태로 그 가치에 비해 처참한 상황입니다. 정부가 정말 신경 써야 할 부분입니다. 한편 전 세계 정보와 지식이 글로벌화된 게 불과 몇십 년 전입니다. 서양과 동양이 교류를 시작한 게 100년 남짓입니다. 의학의 교류는 거의 없었고 그냥 일방적으로 서양 의학이 우리의 삶에 자리 잡게 되었습니다. 아시아 3개 나라에서 간신히 명맥을 유지하고 있던 한의학은 이제야 조금씩 세계의 관심을 받게 되는 상황이 되었습니다. 하지만 섬유근육통의 경우, 병명이 생긴 지 불과 30~40년 전이고 그전까지는 병에 대한 개념이나 용어가 서로 달랐으며 교류도 없었으니 섬유근육통에 대한 한의학적 치료가 널리 알려지기는 힘들었다 봅니다. 이제 시작입니다. 그 첫걸음을 이제 디뎠습니다. 상황이 된다면 이 책을 영문으로 번역 출판함으로써 섬유근육통에 관심이 많은 전 세계 통증 연구자들에게 섬유근육통에 대한 한의학적 치료 연구의 시발점이 되기를 바랍니다. 섬유근육통은 인간이 존재하면서부터 같이 존재해 온 병입니다. 어느 순간, 어느 시기, 어느 시대에 갑자기 생긴 병이 아닙니다. 인간이 존재하는 한 여러 가지 상황에서 누군가는 숙명적으로 겪을 수밖에 없는 병입니다.

섬유근육통의 최신 지견과 유감 그리고 단상

현재 서양 의학은 미국이 거의 주도하고 있다고 해도 과언이 아닙니다. 우리나라 양의학도 미국 의학에 의존하고 있습니다. 미국의 류마티스학회에서 섬유근육통의 진단 기준을 정하고 있으며 조금씩 진단 기준이 변하고 있습니다. 최근의 진단 기준은 2016년도에 이뤄졌습니다. 2010년 발표된 섬유근육통 연구에 의하면 침술과 태극권이 도움이 된다고 발표하였습니다. 침술은 세계보건기구에서도 인정한 통증 치료의 좋은 수단 중 하나입니다. 일반적인 통증이나 가벼운 정도의 근막통증, 섬유근육통에 효과적입니다. 진통제나 주사가 해결 못 하는 통증도 종종 해결해 줍니다. 하지만 통증이 극심해진 상태에서는 효과가 떨어집니다. 차라리 한약 처방과 도침이 훨씬 더 효과적입니다만 아직 그들에게는 알려지지 않았습니다. 그리고 침술과 태극권의 효과는 유감스럽게 양약(리리카, 심발타, 소염진통제, 마약성진통제)을 복용하면서 침술이나 태극권을 사용해 양약이 잡아 주지 못했던 통증이나 부족한 점을 보조적으로 잡는 걸 목표로 하고 있습니다. 여기까지가 현재 섬유근육통을 연구하는 전 세계 통증 관계자들의 결론입니다. 아쉽게도 한약 처방에 대한 연구는 없습니다. 모든 걸 서양 의학적인 시각으로 보기 때문에 그럴 수도 있고 통증 관계자들이 한의학에 문외한이기 때문일 수도 있다고 봅니다. 그래서 섬유근육통에 대한 연구는 한의학의 전문가인 한의사와 같이 연구해야 한다고 생각합니다. 주관적이지만 저의 임상 경험을 볼 때 한약 처방이 가장 효율적인 원인 치료가 될 수 있습니다. 각각의 원인별 처방을 바탕으로 각 개인의 증상에 알맞은 맞춤 처방을 할 수가 있습니다. 한약과 병용 치료하는 도침도 상당히 효과적입니다. 도침은 일부 섬유근육통에만 효과적이지만 한약 처방이 금방 해결할 수 없는 오래된 유착을 풀어서 통증을 해결해 줄 수 있습니다. 시술 시 통증을 유발하고 피멍이나 혈종을 생기게 하며 잘못하면 신경 손상 등의 부작용이 있지만 전문가인 한의사가 시술하면 그나마 안정적으로 할 수 있고 효과가 좋습니다. 현재 통증 관계자들의 섬유근육통 치료에 대한 한약 처방의 연구는 거의 없지만 CBD오일이라 하여 오래전부터 한약으로 사용해 왔던 대마의 오일 성분에 대한 연구는 있습니다. 하지만 우리나라 포함 대다수의 나라에서 대마는 불법이며 이 또한 섬유근육통을 치료하지는 못한다 하였습니다. 대마오일은 인공합성물질인 진통제, 심발타, 리리카와는 다른 천연 진통제이며 난치성 간질을 비롯해 여러 질환에 효능이 있고 무엇보다 부작용이 적은 장점이 있습니다. 지금도 전 세계 통증 관계자들이 치료 방법에 대해 열심히 연구하고 있겠지만 아무리 치료제를 연구한다 해도 섬유근육통은 원인이 다양하고 환자마다 증상이 다르기에 한 가지 약으로만 치료한다는 것은 불가능할 것입니다. 물론 일시적 효과인 진통만을 원한다면 대마오일도 괜찮은 방법입니다. 섬유근육통 연구를 하는 캐나다 맥길대학교의 알렌 에드워드 통증위원회가 있습니다. 그쪽의 임상 연구 의사와 몇 번 섬유근육통 치료에 대한 이메일을 주고받았는데 최근에 장내 미생물 군집을 이용한 연구에서 좋은 결과를 도출해 내었다고 하니 지켜볼 일입니다. 섬유근육통 환자군에서 대조군과 비교하여 통증이 많이 감소한 결과를 얻었다 합니다. 이런 식으로 지금도 전 세계 통증 연구자들이 섬유근육통에 대하여 지속적으로 연구하고 있고 많은 결과들이 발표되고 있습니다. 하지만 유감스럽게도 치료 방법은 없습니다. 증상을 완화해 주는 진통제나 우울증 약에 의존하고 있는 현실입니다. 한의원에서 많이 사용하는 강황(커큐민)이나 유향(보스웰리아) 등 단일 한약물에 대하여 연구는 있지만 섬유근육통 치료에 대한 것은 아닙니다. 한약 처방에 대한 연구는 없습니다. 한약 처방에 대해 관심은 있지만 한약에 대해 모르기 때문에 임상 연구를 할 상황이 못 되는 것 같습니다. 서양 의학의 방식대로 어느 한 가지 약초를 특정 삼아 성분을 연구해서 섬유근육통 치료제를 찾는 것은 거의 불가능하다 봅니다. 설령 가능하다 해도 대마오일처럼 일시적 진통제 역할만 할 것입니다. 연구 방식을 바꾸어야 합니다. 한의학적인 질병의 원인과 이론에 의해서 만들어진 한약 처방을 해야 합니다. 그래야 효과를 낼 수가 있습니다. 단순한 진통을 위해 단일 한약(약초)을 생각해서는 안 됩니다. 섬유근육통은 진단이 어렵고 치료도 어렵습니다. 모든 의사가 섬유근육통이라는 병을 알고 있는 것도 아닙니다. 우리가 안과 질환이 있을 때 안과에 가고 피부질환이 있을 때 피부과에 갑니다. 안과 질환이 있는데 피부과나 치과에 갈 수는 없습니다. 어떠한 질병에 전문적으로 치료할 수 있는 곳으로 가야 합니다. 마찬가지로 한의원도 섬유근육통이나 근막통증증후군에 치료 경험이 있고 연구를 해 본 곳이어야 합니다. 의학은 이론과 임상이 서로 결부해서 효과를 발휘하는 것이지만 막상 치료에 들어가면 이론과 실제가 반드시 부합하지는 않습니다. 아무런 데이터가 없는 상황에서 한약 처방을 연구하기란 힘들 것입니다. 이론에 따른 한약 투여를 하여 치료 경험을 습득하기는 어렵기 때문에 전 세계 통증 연구자들은 섬유근육통 치료 연구를 위해 한의사와 협력을 하여야 할 것입니다. 한의학과 서양 의학은 질병에 대한 견해가 다릅니다. 같은 사람, 같은 병임에도 불구하고 치료법이 다르고 용어도 다릅니다. 서양 의학으로 치료하지 못하면 한의학으로 관심을 돌려 볼 만합니다. 왜냐하면 서양 의학은 전지전능한 신이 아니기 때문입니다.

4. 섬유근육통의 치료 계기

이 병은 2009년에 아주 극심한 전신통증의 환자를 치료하게 되면서부터 알게 되었습니다. 환자는 극심한 전신통증으로 인해 잠도 못 자고 이 병원 저 병원 수많은 검사와 치료를 받아 봤지만 검사상 이상은 없었고 진통제도 효과가 없었습니다. 특히 비 오기 전 날씨가 흐리거나 하면 여지없이 심해지는 통증 때문에 밤에 잠을 못 자고 울곤 했답니다. 이 병원 저 병원 입퇴원을 반복하며 진통제에 우울증약까지 복용해 봤으나 효과가 없어도 복용량을 줄이면 더 아팠기 때문에 울며 겨자 먹기로 복용하며 힘든 생활을 하고 있었습니다. 대부분의 병의원에서는 만성 근육통이나 퇴행성으로 인한 관절근육통으로 진단 치료했을 것으로 생각됩니다. 저 또한 그렇게 생각하고 치료를 했습니다. 그런데 한약을 투여했을 때 특이한 반응이 나타나면서 5년 이상을 고생하던 통증이 없어지는 것을 알게 됐습니다. 특이한 반응이란 한약 복용 후 30분 내에 아픈 부위들의 통증이 심해지다가 가라앉고 또 복용하면 역시나 더 아프다가 가라앉기를 반복하면서 점차 통증이 줄어들었고 나중엔 한약을 복용하여도 안 아팠으며 마침내 오랫동안 괴롭히던 극심한 통증이 없어진 것입니다. 이게 저의 첫 섬유근육통 치료 경험이었습니다. 상당히 특이한 반응이 나타나면서 통증이 없어졌으니 '이게 무슨 병일까?' 호기심이 생겼고 이런저런 의학 서적을 찾아보다가 섬유근육통이라는 병에 대해서 알게 되었습니다. 인터넷이 많이 발달된 시기여서 검색도 해 보며 섬유근육통에 대해 많은 사항을 알게 되었습니다. 우리 한의학 서적에도 통증에 대한 여러 파트에서 부분적으로 섬유근육통 증상에 대해 언급하고 있는 것을 알게 되었습니다. 꾸준히 연구를 하면서 증상이 비슷하다고 생각한 만성통증 환자들에게도 한약 투여를 했을 때 공통적인 반응이 나타나면서 통증이 많이 줄어들거나 없어지는 것을 보고 의외로 이런 환자들이 참 많다는 걸 알게 되었습니다. (전형적인 섬유근육통은 견딜 만한 가벼운 통증부터 일상생활을 못 할 정도로 극심한 통증까지 통증의 범위가 정말 광범합니다. 견딜 만한 통증은 주로 노인분들의 퇴행성 관절질환과 같이 존재하는 경우가 많습니다. '며늘아기야 비 오려나 보다, 빨래 걷어라' 하는 말이 있듯이 섬유근육통의 전형적인 특징은 날씨가 궂을 때 증상이 악화된다는 것입니다. 평소 통증이 견딜 만하거나 별로 아픈 데도 없는데 비 오기 전 습도가 높아질 때는 여지없이 몸이 안 좋아진다는 것입니다.) 2009년 당시 저는 섬유근육통에 대한 인식이 거의 없었고 치료 경험도 없어서 섬유근육통 연구를 위해 지금은 사라진 다음 카페(카페 이름이 '섬유근통 증후군과 만성피로증후군')에 가입했습니다. 6명의 섬유근육통 의증(섬유근육통이 의심되는 환자) 환자들과 협의하여 효과를 본 한약을 3개월간 무료로 투약 시도하였습니다. 가장 통증이 극심했던 20년 이상 고생하고 있던 환자의 극적인 증상 호전을 통하여 전형적인 섬유근육통 환자의 한약 치료 효과를 확인하였습니다(그 당시 인연이 되어 15년이 지난 지금도 환자분과 연락이 닿고 있습니다). 지금 지나고 보니 당시 6명 중 전형적인 섬유근육통 환자는 오직 이 한 분뿐이었습니다(양방 병원에서도 교과서적인 섬유근육통 환자라고 함). 나머지 3명도 섬유근육통이었지만 당시는 섬유근육통에 대한 초기적인 인식밖에 없었고 전형적인 섬유근육통에 대한 한약 처방 2가지밖에 몰라서 5명은 효과를 보지 못한 채 중단하였습니다. 5명이 효과 없고 1명만 효과를 본 상태에서 중간에 한약 투여를 중단하려 하니 여러 말들이 나왔고, 누구는 효과 있어서 무료 투약을 계속하고 누구는 중단하고 차별하냐며 말다툼이 일어났습니다. 급기야 제가 카페에서 강퇴당하는 상황이 발생하게 되었습니다. 어렴풋이 섬유근육통 치료에 한의학이 도움될 것이라 생각하고 카페에 가입하여 시도하려 했던 의도가 무산되면서 저도 더 이상 미련을 갖지 않았습니다. 2024년 지금 와서 당시를 생각해 보면 서로 간의 의사소통이 잘되었으면 극심한 통증으로 고생하는 많은 분들이 도움을 받지 않았을까란 생각도 들지만 당시는 한의원 진료에도 신경을 써야 해서 점점 관심에서 멀어져 갔습니다. 세월이 흘러 2017년에 가끔씩 연락이 닿았던 김○○ 님의 소개로 10년 동안 고생했던 환자분이 멀리 싱가포르에서 저희 한의원에 오셨습니다. 10년 동안 병의원을 최소 30군데는 다니셨다 했습니다. 초반의 힘든 상태는 여러 병원 치료를 받으며 식습관과 몸 관리를 하여 많이 좋아졌으나 그래도 부족한 부분이 있었는데 저희의 치료로 더 많은 호전을 보였습니다. 이런 계기로 다시 섬유근육통의 연구와 치료를 하면서 2024년 오늘에 이르렀습니다. 지금은 연락이 닿지 않지만 본인의 통증 치료에 열정적이었던 김○○ 님에게 감사의 말씀을 드립니다.

5. 섬유근육통 진단이 어려운 이유

섬유근육통은 객관적 검사가 없습니다. 일반적인 X-ray, 초음파, MRI, CT, 혈액검사상 이상은 안 나옵니다. 이런 검사상 이상이 없다는 전제하에 오로지 환자의 증상에 의존해서 진단 기준에 부합한지를 판단합니다. 그런데 진단 기준도 변하고 있습니다. 진단 기준이 변한다는 것은 질병의 파악이 잘 안된다는 뜻이기도 합니다. 진단 기준에 몇 개는 해당이 되고 몇 개는 해당이 안 되기도 합니다. 그래서 섬유근육통 의증이라는 용어도 있습니다. 초반부터 전형적인 섬유근육통의 증상으로 오지 않습니다. 대개 뒷목과 어깨가 아프다든지 허리가 아프다든지 등 일반적인 통증으로 오기 때문입니다. 그런 일반적인 통증이 시간이 지남에 따라 낫지 않고 호전과 악화를 반복하며 여러 치료에도 반응이 없을 때서야 비로소 섬유근육통을 의심해 볼 수가 있는 것입니다. 그래서 섬유근육통으로 진단되기 전의 초기 증상으로 오면 섬유근육통에 대한 지식이나 환자 치료 경험이 있어도 진단하기가 힘든 것입니다. 따라서 요즘같이 기계적인 진단과 검사에만 의존하고 익숙해진 의사들한테는 이해하기 어려운 병입니다. 그나마 경험이 풍부한 의사한테 가야 진단을 받을 수 있지만 치료 방법이 없기 때문에 진단으로 끝나고, 통증을 조금이라도 줄여 주는 약으로 처방해 주는 경우가 다인 현실입니다. 이 병원 저 병원 여러 병원을 가도 진단이 다 다르게 나오기도 합니다. 이상이 없다고 진단을 못 받는 경우도 있습니다. 여러 병의원을 몇 년간에 걸쳐야만 비로소 진단을 받는 경우도 있습니다. 이렇게 되는 경우는 의료진이 섬유근육통에 대한 지식과 경험이 적어서 그럴 수도 있습니다. 섬유근육통은 진단이 어렵고 개인마다 증상이 참 다양합니다. 초반에 여러 검사상 이상 없고 아프다는 이유만으로 섬유근육통으로 진단되기도 합니다. 섬유근육통으로 오진되는 것도 정말 많습니다. 이것은 한의사에게도 역시 해당되는 사항입니다.

6. 진통제나 소염제 등으로 병이 낫지 않는 이유

섬유근육통의 경우 진통제는 통증을 치료해서 없애는 것이 아니라 일시적으로 통증을 억제할 뿐입니다. 진통제를 줄이거나 중단하면 억제된 통증이 다시 나타납니다. 심지어 더 심하게 통증이 나타납니다. 이것은 다음에 나올 우울증에서 항우울제가 왜 치료제가 되지 않는지를 설명하는 것과 같은 이치입니다. 섬유근육통의 원인 중 습담과 어혈(어열)은 우리 인체 내에 실제로 존재하는 노폐물과 염증 같은 것인데 그런 것이 존재하며 인체의 감각 신경을 자극함으로써 통증을 일으킵니다. 정신 신경을 자극하면 우울증이나 조현병 같은 정신적인 증상이 나타납니다. 그러면 이런 노폐물과 염증을 없애 줘야 통증이 없어지는데, 진통제는 신경 차단의 개념으로만 작용하니 통증이 낫지 않는 것이고 복용을 줄이면 억제되었던 통증이 바로 나타나는 것입니다. 이것은 우울증 양약에도 똑같이 적용됩니다. 한약은 이런 노폐물과 염증을 없애는 개념으로 투여해서 통증을 없애는 것입니다. 당연히 정신적인 증상도 개선이 됩니다. 다만 이런 노폐물과 염증들이 없어지지 않고 체내에 오랫동안 있게 되면 굳어지기 때문에 오래될수록 치료가 어려워집니다. 서양 의학이 발전하면서 먹기 편하고 휴대하기 편리하고 저렴하고 효과적인 진통제가 많이 개발되었습니다. 우리 일상생활에서 진통제는 꼭 필요한 것입니다. 그것은 우리 삶에 필수적이고 통증에서 벗어나 인간다운 삶을 살도록 도와줍니다. 가벼운 두통, 치통, 생리통, 기타 근육통, 염좌, 수술 후 통증 등 우리 일상생활에 필수적입니다. 하지만 잘 생각해 봅시다. 진통제가 통증을 없앨까요? 그게 사실일까요? 꼭 그런 건 아닙니다. 진통제가 무조건 통증을 없애는 것은 아닙니다. 진통제는 우리 몸의 자가 치유 메커니즘이 작동해서 통증을 없앨 때까지만 통증을 억제해 줍니다. 자가 치유 메커니즘이 작동해서 통증이 없어지거나 줄어들면 진통제 복용을 중단하거나 줄입니다. 대부분의 사람들이 진통제를 먹어서 통증이 없어진 줄 압니다. 그런 경우도 있지만 대부분은 우리 몸의 치유 능력이 통증을 없앤 것입니다. 그래서 우리 몸의 자가 치유 능력이 정말 중요합니다. 대부분의 통증은 이런 경우입니다. 시간이 지날수록 우리 몸의 치유 능력이 작동해서 통증은 저절로 없어집니다. 수술 후의 통증은 진통제가 필수적입니다. 수술 후의 어마어마한 통증은 진통제 없이는 견딜 수 없습니다. 그러나 병원에서는 통증이 심하면 몰라도 강력한 진통제를 많이 주지는 않을 것입니다. 통증 회복이 더디기 때문에 그렇다고 합니다. 즉 그들도 몸의 자연 치유 회복으로 통증이 없어진다는 것을 아는 것입니다. 하지만 진통제가 없다면 수술은 절대 불가능할 것입니다. 전쟁터에서의 부상도 그렇습니다. 아파 죽겠는데 강력한 진통제가 필요하겠지요. 암성 통증도 마찬가지입니다. 이런 경우에 극심한 통증을 줄여 주는 강력한 진통제가 반드시 필요합니다. 합병증 발생을 막기 위해서도 다른 약물들이 필요하겠죠. 수술 후의 통증은 상처가 아물면 저절로 줄어들거나 없어질 것입니다. 전쟁터의 부상도 회복되면 그럴 것입니다. 회복될 때까지 통증을 견디기 힘들고 다른 합병증의 발생을 막기 위해서 소염진통제나 마약성진통제를 복용하는 것입니다. 물론 암은 낫기가 힘드니 지속되는 통증을 제어하려면 지속적으로 복용해야 할 것입니다. 섬유근육통도 그렇습니다. 통증의 원인을 모른 채 통증이 없어지지 않고 지속되니 할 수 없이 진통제를 먹는 것입니다. 통증을 없앨 방법이 없다면 인간적인 삶의 질을 위해 진통제로 조절하는 것이 필요합니다. 이런 면에서 한약 처방이 통증의 원인 치료를 해 주기 때문에 한약에 진통제 성분이 적어도 통증을 치료하는 것입니다. 우리 몸이 스스로 치유하는 기능을 잃으면 통증은 없어지지 않을 것입니다. 또 치료될 수 없는 비가역적인 통증이라면 통증 조절을 위해 진통제를 복용해야 합니다. 따라서 많은 환자들이 평생 진통제를 먹으며 살고 있습니다.

7. 섬유근육통 한약의 효과

섬유근육통은 한약 처방으로만 해야 원인 치료에 다가설 수 있습니다. 하지만 그럼에도 불구하고 완치가 쉽지 않은 질환입니다. 완치란 개념을 병을 치료해서 다 나은 후 약을 먹지 않고도 병의 증상이 죽을 때까지 나타나지 않는 것으로 정의하면 그렇습니다. 우리가 살아가면서 감기에 걸려 치료해 나아도 또 걸릴 수 있습니다. 기대 수명대로 살아가는 동안 몸 상태가 여러 이유로 나빠질 수도 있습니다. 얼마든지 재발될 수 있습니다. 항상 몸 관리를 잘해야 합니다. 섬유근육통에 투여하는 한약은 양약의 진통시키는 약효와 비교할 때 약하지만 진통제가 없애지 못하는 통증을 없앨 수 있습니다. 한약은 진통제의 통증 억제와는 다릅니다. 진통제의 원리는 원인이 무엇이든 간에 신경이 느끼는 통증을 여러 기전에 따라 억제시키는 것이고, 한약의 통증 제거 원리는 신경이 통증을 느끼게 하는 원인 자체를 없애는 것입니다. 이해하기가 힘들겠지만 진통제나 우울증약으로 절대 안 되고 한약으로만 치료 가능한 진통의 범주가 있습니다. 따라서 진통제는 무조건적인 통증 제어가 어느 정도 가능하지만 한약은 무조건적인 통증 제어는 아니란 말입니다. 이런 상황이기 때문에 한약이 효과 없다는 말이 종종 나오기도 합니다. 하지만 그것은 정확하게 사용되지 않았기 때문이며 정확하게 사용되어지면 20~40년 된 만성통증도 없애 줍니다. 혹자는 필자가 몇십 년 된 통증이 없어진다고 하는 게 상식적으로 이해가 안 되고 너무 과장되지 않으냐 생각하시겠지만 실제적으로 그렇습니다. 만약 통증 조절만 원한다면 값싸고 먹기 쉽고 효과적인 진통제를 복용하는 것이 좋습니다. 그러나 섬유근육통은 양약(리리카, 심발타, 우울증약, 마약성진통제, 소염진통제)으로는 치료할 수 없습니다. 그나마 한약 치료만이 원인 치료에 더 다가갈 수 있습니다. 통증을 조절하기 위해 양약을 계속 복용하면 통증의 수치가 높아질 수 있고, 복용량을 조금만 줄여도 통증이 쏟아지기 때문에 약 복용량을 줄일 생각도 못 하고 진통제를 먹으며 평생을 살아가는 경우들이 많은 것 같습니다. 통증 조절이 보장된다면 평생 복용하는 것도 좋지만 현실은 그렇지 않습니다. 특히 섬유근육통 환자의 통증에는 더욱 그런 것 같습니다. 병이

20년, 30년 이상 오래 지속되면 고질병이 되기 때문에 완치되기 쉽지 않습니다. 한약처방이 섬유근육통을 무조건 완치한다는 건 아닙니다. 그러나 필자의 임상 경험상 통증이 심하고 오래되어 마약성진통제, 심발타, 리리카와 소염진통제를 복합적으로 복용했던 섬유근육통 환자들이 한약 투여 후 통증이 눈에 띄게 감소하여 양약 복용을 대폭 줄이거나 중단한 상황까지 간 것을 보면 한약의 효과는 상당하다 볼 수 있습니다. 섬유근육통을 너무 오랫동안 앓고 장기적으로 강한 마약성진통제를 복용했음에도 불구하고 통증 조절이 안 돼 너무 힘들다면 한약처방을 병용하면서 양약 복용량을 줄이는 것을 목표로 할 수 있습니다. 견딜 만한 통증으로 목표가 달성되면 한약 투여를 중단하고 통증을 제어할 수 있는 양약의 최소 유지 용량을 복용하면 됩니다. 그 후로 관리 차원에서 1년에 두세 달 정도 한약을 정기적으로 복용하면 됩니다. 섬유근육통 때문에 일상생활을 못 하는 환자들이 매우 많습니다. 양약의 부작용 때문에 약을 먹지 못하는 환자들도 있습니다. 양약을 먹어도 효과가 없기 때문에 아파도 견디며 살아가는 환자들이 있습니다. 이런 경우에 한약 처방이 훌륭한 효과를 낼 수 있습니다.

류마티스(Rheumatis)와 습담(濕痰)

그리스어인 류마(Rheuma)는 흐름이라는 의미로 고대 그리스 의학의 4체액 중 하나입니다. 류마티스는 나쁜 체액이 신체 각 부위로 흘러들어가 다양한 질환을 일으킨다는 의미입니다. 신체 각 부위로 흘러들어간 체액은 여러 다양한 형태로 나타나는데 예를 들면 콧물이나 땀, 가래침, 여성의 냉증, 남성의 몽정, 설사, 관절에 물이 차는 것 등입니다. 고대 한의학 용어인 습담(濕痰)도 나쁜 체액의 일종으로 신체 여러 부위로 흘러들어 다양한 질환을 일으킵니다. 한의학의 습담으로 인한 질병은 매우 다양합니다. 고대 한의학에서 비연(鼻淵)이라 하여 현재의 축농증(부비동염)을 묘사한 병명이 있는데 뇌액이 코로 흘러내린다고 표현하였습니다. 여러 원인에 대한 다양한 한약 처방 치료법을 제시하였으며 현재도 한의원에서 비염이나 알러지성 비염, 부비동염 치료에 유효적으로 사용되고 있습니다. 인체의 몸은 70%가 물이며 물과 떨어져서는 생명을 이어 나갈 수 없기 때문에 이로 인한 여러 다양한 질병들이 발생할 수밖에 없습니다. 물로 이루어진 인체의 체액은 인체 내 어디든 존재하며 병적인 증상을 일으킬 수 있습니다. 따라서 인체의 피부, 근육, 관절, 뼈, 신경은 물론 뇌, 눈, 코, 귀, 입, 치아, 식도, 기관지와 오장육부 등 모든 곳에 영향을 줍니다.

흔히 류마티스라 하면 대부분 류마티스관절염이라고 알고 있지만 고대로부터 류마티스로 설명하던 질환은 150가지 이상이 있습니다. 그 중에 섬유근육통, 근막통증증후군도 포함되어 있습니다.

일부 근막통증증후군과 전형적인 섬유근육통에 근막 유착이라는 공통점이 있다는 것과 류마티스의 나쁜 체액이 흘러들어 병이 된다는 것은 똑같습니다. 앞에서 설명한 류마티스의 고전적 정의처럼 '나쁜 체액이 흘러들어 병이 된다' 이것은 전형적인 섬유근육통의 발병 원인인 습담과 똑같습니다. 습담은 한마디로 인체 몸속의 나쁜 체액입니다. 우리 몸 대사의 노폐물로 경락을 따라(또는 림프를 따라) 온몸을 순환하고 있습니다. 온몸을 돌아다니면서 통증을 일으키거나, 팔다리 저림이나 가려움증의 신경병증을 일으키기도 하고, 역류성식도염, 위염 등의 소화기계통과 불면증, 조현병, 우울증, 공황장애 등의 신경정신계통 및 퇴행성관절염, 물혹, 낭종 등 여러 가지 질병을 일으킵니다. 온몸 여기저기를 돌아다니지만 한곳에 머물러 있기도 하는데 머물러 있는 부위에 24시간 통증을 유발하기도 합니다. 물론 움직이는 체액이기 때문에 저절로 우리 몸에서 배출될 수도 있습니다. 이런 이유로 섬유근육통 의증 환자나 섬유근육통으로 진단받은 환자가 치료를 받지 않아도 저절로 좋아지기도 합니다. 이런 환자분들을 임상에서 드물게 확인할 수 있습니다. 이러한 원리로 보면 습담과 류마티스가 같은 의미란 것을 알 수 있습니다. 그럼 당시나 지금이나 이러한 나쁜 체액의 흐름을 없앨 수 있는 양약이 있었냐는 거지요. 양약에는 있는지 모르겠지만 한약에는 있습니다. 그래서 한약의 섬유근육통 치료가 가능하다는 것을 언급하는 것입니다. 임상 사례도 기술하고 있고요. 고대 서양 의학의 병을 보던 관점이 고대 한의학의 병을 보던 관점과 거의 같다는 데에 놀라움을 표합니다. 고대 서양 의학이 당시에 어떻게 류마티스를 치료했는지는 모르지만 고대 한의학은 당시의 류마티스(습담증, 습열증, 어혈증, 비증)를 치료하는 한의학적 방법이 있었습니다. 지금도 온고이지신(溫故而知新)의 자세로 한약 처방을 발전시켜 나가고 있으며 한의학의 류마티스 치료 효과에 대한 여러 논문들이 나오고 있습니다.

8. 섬유근육통의 한의학적 원인

1) 습담(濕痰)

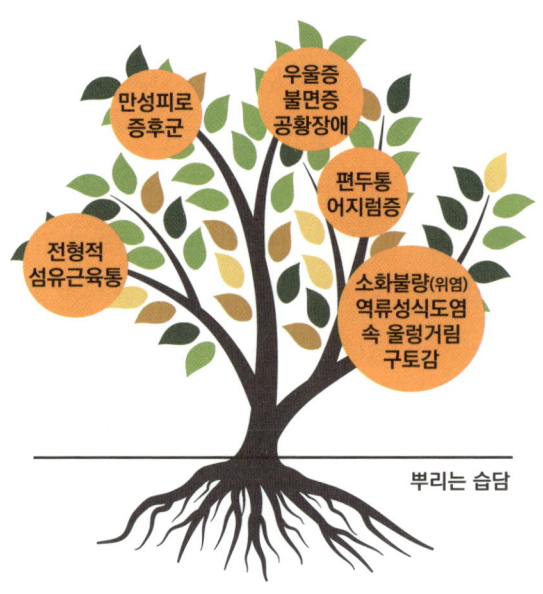

섬유근육통은 여러 상황에서 발생합니다. 여러 상황에서 발생한다는 것은 그 상황 각각의 원인이 있다는 겁니다. 그 원인을 한의학적인 관점으로 보는 겁니다. 섬유근육통을 전형적인 섬유근육통과 일반 섬유근육통 2가지로 나눈다 했는데 전형적인 섬유근육통의 원인은 대부분이 습담입니다. 즉 류마티스에서 언급한 나쁜 체액입니다. 우리는 활동하고 생명을 유지하기 위한 에너지를 얻기 위해 평생 동안 먹고 마시며 살아갑니다. 입으로 들어온 음식물은 위장으로 내려가 소화 흡수를 거쳐 우리 몸을 움직이는 에너지가 되고 몸을 구성하는 살과 피가 됩니다. 찌꺼기는 대변이나 소변으로 배출됩니다. 이런 과정을 인체의 대사 과정이라 합니다. 이런 대사 과정에서 우리 몸에 노폐물이 생기기 마련입니다. 살아 있는 인간은 남녀노소를 막론하고 정도의 차이는 있겠지만 당연히 노폐물이 존재합니다. 사람이 노화되는 과정을 살펴보겠습니다. 젊었을 때는 우리 몸의 대사 기능이 왕성하여 노폐물이 잘 배출되고 면역 기능도 좋아 병에 저항하는 능력이 있지만, 시간이 지나 나이를 먹으면 대사 능력이 떨어져 노폐물이 몸에 축적되고 면역 기능도 저하돼 쉽게 병에 걸리고 결국엔 생명을 다하게 됩니다. 그래서 노인들이 퇴행성질환이 많으며 병에 잘 걸리고 날씨에 민감한 가벼운 섬유근육통이 많습니다. 이는 퇴행성질환과 같이 병존하기 때문에 대부분의 노인들이 나이 먹어 노화로 인해 아프다고 생각하십니다. 젊은 사람들은 대사 능력이 왕성해서 병에 잘 안 걸리는 것입니다. 만약 젊은 사람이 섬유근육통을 앓게 된다면 그 사람은 몸의 대사 기능과 면역 기능이 안 좋은 것이라고 볼 수 있습니다. 몸의 대사 기능은 위장에서 많은 부분을 차지하는데 위장 기능이 안 좋으면 잘 체하거나 명치가 더부룩하면서 자주 속이 울렁거리고 구역감이 생깁니다. 여성들에게 이런 경우가 많습니다. 그래서 섬유근육통도 여성에게 많습니다. 몸의 대사 기능을 활성화시키는 게 중요하지만 유전적(체질적)으로 타고난 몸이기 때문에 쉽지는 않습니다. 따라서 무엇보다 축적된 몸의 노폐물을 제거하는 게 필요합니다. 습담이 축적된 지 오래되면 오래될수록 치료 시간은 더 걸리게 마련입니다. 즉 병을 앓아 온 지가 수십 년 이상이고 증상이 심각하다면 치료 시간은 더 걸릴 것입니다. 한약은 습담(노폐물)이 몸에 축적된 것을 없애는 데 중점을 두고 처방됩니다. 노폐물의 예를 갱글리온(결절종)에 비유해서 말씀드리겠습니다. 갱글리온은 우리 몸의 여기저기에 존재하는 물혹 같은 것입니다. 우리 몸에 왜 생기는지는 이유를 모릅니다. 아프지 않으면 그냥 놔둬도 되지만 신경을 자극해서 아프다면 약물이나 수술로 없애 줘야 합니다. 우리 몸속의 내부에 존재하며 저절로 없어집니다. 그러나 없어지지 않고 시간이 지나면 처음엔 물렁하고 연한 젤리 같은 것이 점차 딱딱하게 굳어집니다. 벽에 붙은 씹던 껌이 오래되면 딱딱하게 굳어지는 원리와 같습니다. 이런 것은 커서 쉽게 눈에 띄지만 아주 미세한 것들은 근육에 달라붙어 없어지지 않고 근막 유착을 유발합니다. 시간이 흐르면 단단하게 굳어 결절들을 만들 수도 있습니다. 멍울이나 물혹도 만듭니다. 이 정도 되면 치료하는 데 시간이 걸리게 마련입니다. 마찬가지로 치석을 생각해 봅시다. 우리는 음식을 먹고 항상 칫솔질을 합니다. 그럼에도 불구하고 치석은 생깁니다. 평생 음식물을 먹고 마시며 살아가는 한 아무리 잘 관리해도 치석은 생기기 마련입니다. 습담(노폐물)도 마찬가지입니다. 인간이 음식을 먹고 살아가는 한 지속적으로 생깁니다. 그런 노폐물이 잘 배출되면 병이 생기지 않지만, 어떤 이유나 계기로 배출되지 않고 쌓이면 몸 여기저기에 증상들로 나타나는 겁니다. 따라서 누구나가 질병에 걸릴 수는 있는 겁니다. 이런 상황을 막기 위해 적절한 식생활 습관 유지와 꾸준한 몸에 맞은 운동, 과도한 스트레스 받지 않기 등으로 몸 관리를 하여 노폐물이 쌓이는 것을 줄일 수 있습니다. 섬유근육통은 유전적 경향도 있다고 하는데, 유전적 경향은 위장 기능이 약해서 습담 형성이 잘되는 타입에 나타나는 것입니다. 부모로부터 그런 경향을 물려받는 것이지요. 안타깝지만 이런 타입들은 살아가는 동안 섬유근육통, 근막통증증후군, 편두통, 역류성식도염, 위염, 우울증, 공황장애, 생리통, 과민성대장증후군 등으로 고생할 확률이 대단히 높습니다. 따라서 무엇보다도 위장 기능의 약화를 방지하기 위해 힘써야 합니다. 노폐물인 습담과 연관되어 나타나는 증상을 한의학 서적에서 찾아 올려 봅니다. 두통과 편두통, 어지럼증, 이명, 팔다리 근육 떨림이나 경련 또는 근육의 쥐남, 피부병, 섬유근육통, 매핵기나 신경성인후염, 온몸에 스멀스멀 벌레가 기어다니는 느낌과 손발의 저림, 피부 감각의 무딤이나 가려움증, 팔다리, 허리, 무릎 등의 퇴행성 관절질환, 하지불안증후군, 우울증, 공황장애, 각기병(脚氣病), 치질 등 수많은 질병들과 연관이 있습니다. 습담(노폐물)으로 인해 생기는 질병들과 류마티스로 설명하는 섬유근육통, 류마티스관절염, 근막통증증후군들이 다 같은 것입니다. 전형적인 섬유근육통은 위와 같은 질병들과 연관 있으며 특징적인 것은 날씨의 변화에 민감하다는 것입니다. 비 오기 전 습도가 올라가면 평소 통증이 별로 없었다 하더라도 통증이 심해지기 시작하며, 평소에 통증이 심했던 환자는 진통제를 먹어도 엄청난 통증이 밀려옵니다. 가히 견디기 힘든 통증입니다. 통증이 여기저기 옮겨 다니기도 합니다. 시간이 오래 지나면 옮겨 다니던 통증이 움직이지 않고 고정되어 압통점이 생기고 24시간 통증이 아주 심해집니다. 마약성진통제를 복용해도 통증 제어가 안 됩니다. 습담(노폐물)이 인체에 항상 존재해 있다고 해서 꼭 병을 일으키는 것은 아닙니다. 인체 활동 상황에서 어떠한 계기로 증상이 나타나는데 그 이유를 확실하게 말할 수는 없습니다. 그러한 상황이 나타나면 진찰을 통하여 적절한 치료를 하는 것뿐입니다.

2) 습열(濕熱)

습열이란 몸속이 습해지면서 뜨거운 열기가 가득한 상태를 말합니다. 습열의 개념은 장마철을 생각해 보시면 됩니다. 날이 무덥고 습하고 축축하니 음식물은 쉽게 상하며 사람 몸은 축 늘어지고, 무겁고, 피곤하고, 끈끈하고, 뭔가 상쾌하지 않은 불쾌한 느낌을 받습니다. 습기 많은 사우나에 들어가 생활하는 것과 같겠죠. 이런 상황이 여러 이유로 사람 몸에 발생한다면 참 괴로울 것입니다. 습열은 후덥지근하고, 무겁고, 둔탁하고, 가라앉는 성질이기 때문에 주로 인체의 하반신에 나타나게 됩니다. 즉 허리 아래로 허벅지, 무릎, 종아리, 발등에 나타납니다. 붓고, 무겁고, 아프고, 후끈거리는 증상입니다. 은근히 날씨의 영향을 잘 받습니다. 비 오거나 습해지면 여지없이 통증이 발작적으로 심해집니다. 지금처럼 냉방기가 발달되지 않던 옛날엔 무더운 장마철을 온몸으로 고스라니 겪으면서 여러 가지 질병이 발생했을 것입니다. 습열이 인체에 영향을 주어 병을 일으키는 경로는 2가지가 있습니다. 하나는 외부의 습열이 인체로 침입하는 과정입니다. 이는 수술실의 한기(寒氣)가 인체에 영향을 준 것과 똑같은 이치입니다. 습열은 장마철에 주로 생겼습니다. 냉방기가 없고 주거 환경이 안 좋던 옛날엔 습하고 눅눅하고 열기가 있던 환경에 지속적으로 노출되어 인체의 몸 기능이 허약한 틈을 타고 침입해 주로 허리 아래의 하체에 영향을 주어서 병이 발생했습니다. 요즘은 냉난방기와 좋은 주거 환경과 의복으로 이런 경우는 거의 없어진 것 같습니다. 또 하나는 우리가 섭취하는 음식물의 문제로 습열이 생깁니다. 옛날 선원들은 겨울의 차가운 바람과 습한 한기에 몸을 지키기 위해 고열량의 술과 음식을 먹었습니다. 그래서 선원들에게 습열로 인한 각기병이 많이 발생했다고 합니다. 한의학에서 과도한 음주는 습열과 습담을 발생시킨다 합니다. 요즘 시대는 옛날과 달리 음식물이 넘쳐 나고 기름진 고기와 술, 밀가루로 만든 수많은 달고 맛나는 칼로리 높은 초고열량 음식들이 즐비합니다. 이런 고열량, 고칼로리 음식들을 장기간 먹게 되면 인체에 습열 발생을 조장하게 되어 염증 발생을 촉진시키고 나도 모르는 사이에 발이 붓기도 하고, 근육경련도 일어나고, 허리나 다리에 힘이 없어지고, 온몸에 열이 나는 증상들이 생기게 됩니다. 즉 한의학에서 말하는 각기병에 걸릴 가능성이 많은 건데요, 각기병은 섬유근육통 중의 하나입니다.

각기병이란 서양 의학에서는 'Beriberi'라 이름을 붙였습니다. 지금의 Beriberi는 각기병으로 해석되고 있으나 정확히 일치한다고 보기는 힘듭니다. Beriberi는 비타민B1(티아민) 부족에 의하여 발생하는 병이라고 합니다. 증상도 우리가 아는 각기병하고 똑같으나 필자의 연구와 환자 치료 경험에 의하면 각기병은 비타민B1 부족만으로 설명하기는 힘듭니다. 즉 Beriberi는 혈액검사상 비타민B1(티아민) 부족이고 비타민B1을 경구나 주사 투여하면 증상이 개선되는 반면에 각기병은 그렇지 않다는 것입니다. 이렇기 때문에 각기병의 범주에 Beriberi가 포함된다고 볼 수도 있습니다. 각기병의 증상은 처음에 나도 모르게 발이나 허벅지, 허리 등에서 시작됩니다. 발이 저절로 붓고, 허리나 종아리가 무겁거나 근육경련이 일어나기도 하며, 미열이 생기고, 감기 몸살에 걸린 것처럼 전신이 뻐근하고 나른하다가 갑자기 증상이 심해지면 열과 통증이 발생하며, 전신으로 옮겨 가는 병입니다. 온몸에 열이 나고, 화끈거리고, 변비가 생기고, 전신이 아프며, 통증이 여기저기 몸 전체를 돌아다닙니다. 가슴이 두근거리고, 숨이 차거나 숨쉬기가 힘들며, 다리가 무겁고, 통증 때문에 걷기도 힘들어집니다. 심하면 사망에까지 이르는 병입니다. 환자에게는 견디기 힘든 고통의 상황입니다. 먹거리가 넘쳐 나는 오늘날 비타민B1 부족으로 인한 Beriberi는 거의 없는 것 같고, 술을 비롯한 과도한 고열량의 음식들을 장기적으로 섭취하면서 발생하는 습열로 인해 각기병이 나타나는 것 같습니다. 치료가 가장 중요하지만 이 병은 음식 문제로 생긴 게 주원인일 수도 있기 때문에 과도한 고열량의 음식 섭취를 피하는 게 좋습니다. 일단 금주는 필수이고 밀가루 음식을 안 먹으면 좋지만 최대한 자제하여야 하며(빵, 과자, 피자, 면 종류 등) 먹더라도 우리 밀로 만든 밀가루 음식 제품을 먹는 게 좋습니다. 가급적 너무 기름진 고기류도 제한하는 게 좋습니다. 현미밥, 보리밥, 팥밥 등은 좋으며 신선한 야채와 생과일 위주의 식단으로 바꾸는 게 좋습니다. 영양제로는 비타민B1을 권장하며 일상생활에 큰 소리로 싸우고 성내는 것과 무리한 성생활을 자제하여야 합니다. 아침 식사는 충분히 하고, 점심은 적당히, 저녁 식사는 배불리 안 하는 게 좋습니다. 저녁이 되면 활동하지 않기 때문에 기혈 순환이 덜되어 통증이 심해집니다. 각기병은 일반적으로 남성보다 여성들에게 많이 나타나는 것을 볼 수 있는데, 여성은 몸이 잘 붓고 신진대사 기능이 덜 활발하며 위장 기능이 약해서 습담(노폐물)이 잘 발생한다는 이유가 있습니다. 또 정신적 스트레스를 먹는 것으로 푸는 경향이 있는데 먹는 음식이 담백한 음식이 아니라 빵, 면, 케이크 종류 같은 고소하고 달고 맛있는 고열량 음식이 많습니다. 이러한 음식은 위장에도 안 좋고 습담과 습열을 발생시키는 원인이 됩니다. 옛날에는 먹거리가 부족해도 지금처럼 화학첨가물을 많이 섞은 식품들이 없었습니다. 농약 문제, 항생제, 성장촉진제 문제도 없었습니다. 옛날 먹거리가 반드시 좋다는 것은 아니지만, 지금의 수많은 식품첨가물을 섞은 인스턴트 음식들은 너무 고칼로리로 질병의 증상을 가속화시키는 문제가 있습니다. 섬유근육통엔 안 좋은 영향을 끼칠 것이 명약관화하며 식품첨가물이 섬유근육통에 악영향을 준다는 게 사실로 밝혀졌습니다. 이 병이 낫지 않고 시간이 지나면 점차 날씨의 변화에 민감해지는데 비 오기 전 통증이 심각해지는 전형적인 섬유근육통의 증상이 같이 존재하게 됩니다.

습담(濕痰)과 습열(濕熱)은 습(濕)이라는 글자가 공통으로 들어갑니다. 습이라는 의미는 습기, 수증기, 이슬 등 여러 의미로 볼 수 있는데 근원은 물이라고 보시면 됩니다. 물이지만 우리 몸에 나쁘게 작용하는 물이란 뜻입니다. 즉 노폐물과 같은 의미라 보시면 됩니다. 우리 몸에 좋게 작용하는 물은 진액(津液)이라고 불립니다. 모든 생명체는 기본이 물로 구성되어 있습니다. 인체는 대략 70% 정도가 물로 구성되어 있다 합니다. 인체의 모든 작용은 물을 바탕으로 이뤄지는데 모든 장기와 근육, 힘줄, 뼈 등이 다 일정 비율의 물로 구성되어 있습니다. 체내에서 수분 1~2%만 잃어도 심한 갈증과 괴로움을 느끼고, 5% 정도 잃으면 반혼수상태에 빠지며, 12%를 잃으면 생명을 잃는다고 합니다. 그만큼 물은 우리 몸의 대사 과정에 아주 중요한 역할을 합니다. 물을 마시지 않으면 신진대사가 원활히 이루어지지 않아 체내 독소 배출이 어려워 일주일도 못 견디고 사망하게 된다고 합니다. 인체 내의 수분은 잠시도 쉬지 않고 계속 돌아다니며 인체의 모든 기능이 적절히 작동하도록 충실히 임무를 수행한다고 보면 됩니다. 인체의 수분은 땀을 통해 체온을 배출하고 신체의 수분을 유지하여 체온을 일정하게 유지합니다. 수분은 혈액을 통해 영양소와 노폐물을 운반합니다. 혈액은 수분의 80% 이상을 차지하며 영양소와 노폐물을 신체의 각 기관으로 운반합니다. 노폐물은 일반적으로 땀과 대소변의 형태로 바뀌어 체외로 배출됩니다. 하지만 물혹 등의 형태로 체내에 남아 있기도 합니다. 수분은 신진대사 과정에서 중요한 역할을 합니다. 신진대사는 생명 유지에 필요한 모든 화학 반응을 말하는데, 수분은 이러한 화학 반응에 필수적입니다. 수분은 장기와 조직을 보호하는 역할도 합니다. 수분은 윤활제 역할을 하여 장기와 조직의 마찰을 줄이고 충격을 흡수하여 장기와 조직을 보호합니다. 이처럼 물은 우리 몸에 필수 불가결한 요소입니다. 매스컴에서도 물의 중요성을 강조해 가능한 한 하루 최소 일곱 잔 이상의 깨끗한 물을 많이 마시는 게 좋다고 나옵니다. 방송에 나오면 맹목적으로 믿고 따르게 되는 경우가 많은데 무엇이든 과하면 탈이 나는 법입니다. 우리 몸은 물이 부족하면 마시라는 신호를 보내기 때문에 굳이 일부러 찾아서 마실 필요가 없습니다. 지금은 덜하지만 물 마시기 열풍이 불 때는 누구나가 물병 1개씩은 꼭 들고 다녔습니다. 마치 의무감으로 마셔야 하는 것처럼 말이죠. 위장 기능이 튼튼해 소화가 잘되고 소변 배출이 잘되는 사람은 무리가 가지 않지만, 위장 기능이 허약한 사람이 물을 일부러 많이 마시게 되면 속이 더부룩하고, 소화불량이 자주 오며, 몸이 피곤하고, 무겁고, 붓는 등 여러 가지 안 좋은 상황이 나타나게 됩니다. 물을 너무 많이 마셔 소화가 안되면 습담이 많이 생길 수 있습니다. 몸 여기저기가 이유 없이 아프게 될 수 있습니다. 위와 같이 잘못된 정보의 맹목적인 믿음으로 도리어 몸이 안 좋아진 경우를 진료 현장에서 종종 보게 됩니다. 따라서 물을 일부러 무리하게 많이 마실 필요는 없습니다.

습열과 염증

섬유근육통은 염증이 없는 것으로 정의되고 있습니다. 즉 혈액검사상 염증 수치가 없는 것입니다. 염증 수치는 ESR(만성염증)과 CRP(급성염증)이 있으며 수치를 보고 판단합니다. CRP는 급성염증인데 높게 나타나면 몸에 염증이 있는 것으로 판단되며 증상은 몸의 열감이나 발열이 나타날 수 있고 근육통, 관절통 등의 통증도 나타날 수 있습니다. 몸의 발진과 피로로도 나타나며 몸에 여러 가지 안 좋은 영향을 끼칠 수 있습니다. 섬유근육통 환자들을 진료하다 보면 혈액검사상 염증 수치도 있고 염증 반응이 종종 관찰되곤 합니다. 특히 습열증으로 인한 각기병에서 많이 관찰되고 있습니다. 온몸의 통증과 화끈거리는 열감 등이 좀 심한 편입니다. 어혈(어열)에도 류마티스관절염 비슷하게 관절이 붓고 붉거지는 염증 반응들이 많이 나타납니다. 그 외 습담증에서도 종종 나타납니다. 이런 경우엔 치료와 더불어 식습관이 중요하다 봅니다. 특히 습열로 인한 각기병은 염증을 유발할 수 있는 음식의 장기간 섭취로 인하여 나타나는 것으로 보기 때문에 치료와 더불어 철저한 자연 건강식이 병행되어야 합니다. 섬유근육통 외에 평소 우리 몸의 건강 유지를 위해서는 염증을 발생시킬 수 있는 음식에 대해 알아 놓는 것도 좋으리라 생각합니다. 물론 대부분이 잘 알려진 것들입니다만 실천이 쉽지는 않습니다. 음식은 개인의 개체 특이성이 있어서 꼭 절대적인 것은 아니며 섬유근육통이 있는 분들은 통증을 유발하는 음식들을 잘 살피고 맞춰서 생활하시면 됩니다. 염증을 줄이는 식사 습관을 가지는 것은 건강에 매우 중요합니다. 이러한 습관을 갖는 것은 염증으로 인해 발생하는 다양한 질환을 예방하고 기존 질환의 증상을 줄일 수 있습니다.

3) 풍한습(風寒濕)

평소 섬유근육통이 있던 환자가 수술 후에 통증이 극심하게 악화되는 경우가 있습니다. 아프지 않던 사람이 수술 후 섬유근육통에 걸리는 경우도 있습니다. 인체는 더위나 추위에 대하여 스스로 신체를 보호할 수 있는 방어 기전을 갖고 있습니다. 수술실 온도는 보통 섭씨 20~23도 정도입니다. 체온보다 10도 이상이 낮고 수술복만 입어서 춥습니다. 수술실 온도가 낮은 이유는 세균이 쉽게 자랄 수 없게 하고 감염을 예방하기 위해서라고 합니다. 또 체온이 적당히 낮아지면 혈액 속의 적혈구가 산소를 더 잘 운반하고, 환자 몸의 조직 특히 뇌세포가 산소와 에너지를 덜 소비해도 파괴되지 않고 견딜 수 있어 수술실 온도를 차갑게 유지한다고 합니다. 마취 후 수술 부위를 열면 체온이 더 떨어질 수 있습니다. 일반인들은 건강하고 면역력이 좋아서 인체가 수술실 내의 찬 기온(寒氣)에 대항하는 방어 기전이 있기 때문에 큰 상관은 없지만, 섬유근육통 환자는 몸 상태가 안 좋기 때문에 기온이 낮은 수술실은 통증에 치명적 영향을 준다고 보면 됩니다. 몸이 안 아프던 일반인 중에서도 수술실의 찬 기온에 영향을 받아 수술이 끝난 후 너무 추워서 몸을 덜덜 떨고 온몸이 경직되어 한동안 후유증으로 고생을 하는 경우들이 있다고 합니다. 여기서 다행히 회복되면 좋지만 회복이 안 되면 전신적 섬유근육통으로 가게 됩니다. 추위에 민감한 분들은 겨울에 외출했다가 몸 컨디션이 안 좋아서 한동안 고생했던 경험들이 있을 것입니다. 이런 경우의 환자들이 알게 모르게 많은 것 같습니다. 하물며 몸이 약한 섬유근육통 환자들은 수술실의 찬 기온에 몇 시간 노출되니 몸이 좋을 리가 있을까요? 추위에 대한 방어기전이 안 되어 통증이 심각하게 악화된 환자들이 많습니다. 이런 경우에 한의학에서는 한기(寒氣)에 노출되었다고 합니다. 이것도 섬유근육통이 발생하는 원리 중의 하나입니다. 몸이 약한 사람들 특히 찬 기운에 예민한 사람들은 겨울철의 추운 날씨에 우리 몸이 어떻게 반응하는지를 잘 알 것입니다. 차가운 수술실에서 수술받고 몸이 안 좋아진 사람들의 경우 초반에 깨어나서 몸을 꼼짝 못 하는 경우들이 있습니다. 온몸의 경직감 때문입니다. 회복되지 않고 시간이 지나면 전신적 통증을 가지게 됩니다. 추운 환경이나 더운 환경은 우리 몸에 많은 영향을 끼칩니다. 너무 덥다고 몸이 피곤하고 땀 흘린 상태에서 냉방기나 선풍기를 틀고 자면 체온이 떨어지면서 입이 돌아가는 경우도 있고 깨어나면 온몸이 뻐근한 경우도 있습니다. 해마다 무더위나 홍수로 많은 사람들이 전 세계에서 사망합니다. 혹한기로 사망하는 사람들도 많습니다. 지금은 일기 예보가 있고 무더위나 추위를 피할 수 있는 냉난방기의 발달과 좋은 주거 환경으로 많은 사람들이 사망하던 게 줄어들었습니다. 더불어 이런 날씨의 영향으로 나타나던 섬유근육통 환자는 많이 줄어들었습니다. 위와 같은 원리로 섬유근육통이 발생하는 상황을 한의학 서적에서 찾아보면 비증(痺證)이란 병명이 있습니다. 사계절의 날씨에 나타나는 현상인 풍(찬 바람, 뜨거운 바람), 한(겨울철의 추운 온도나 수술실의 차가운 온도), 습(더운 여름철의 뜨거운 습기나 기온이 차가울 때의 차가운 습기) 등의 날씨 변화에 의해 몸이 영향을 받아서 병적인 증상을 나타내는 병명입니다. 위 3가지는 각자 독자적으로 인체에 영향을 미치기도 하지만 대부분은 3가지가 같이 존재해 인체에 영향을 줍니다. 그래서 풍한습(風寒濕)이라 뭉뚱그려 표현합니다. 그중에서 한기(寒氣)가 가장 강력하게 인체에 악영향을 줍니다. 흔히 날씨가 차거나 비가 많이 내리는 시기에 몸조리를 잘하지 못했거나, 만취 상태로 야외에서 밤새운 경우 술이 깨며 체온이 급속도로 내려간 상태에서 찬 기온에 의해, 습해진 곳에 오래 머물러 있는 것 등이 중요한 계기가 됩니다. 이렇게 되면 몸의 기혈 순환이 잘 통하지 않아 팔다리의 관절, 근육, 피부 등에 통증을 위주로 하여 시리거나 화끈거리는 감각과 저림 등이 나타나고, 심하면 전신의 경직감과 극심한 전신통증이 나타납니다. 운동장애도 나타납니다. 옛날에는 날씨의 변화에 많은 영향을 받아서 환자가 많았지만 요즘 시대에는 아주 드물게 발생하는 것 같고, 발생해도 주로 수술실에서 발생하는 것 같습니다. 일단 이런 한기에 노출돼서 전신통증이 나타나는 경우는 한의학에서도 치료가 쉽지 않습니다. 복합부위통증증후군 환자가 통증이 극도로 심각해지는 전신통증으로 가는 경우가 있는데 이런 경우도 수술실에서의 한기가 원인입니다. 기존 통증 외에 새로운 전신적인 섬유근육통이 발생하여 병이 이중적으로 겹치게 되는 경우입니다. 이는 부분적 통증만을 호소하는 근막통증증후군 환자에게도 적용되는 것입니다. 모든 근막통증 환자들이 그러는 것은 아니지만 수술 후 기존의 부분적 통증이 더 극심하게 전신적 통증으로 발전하게 되는데 차가운 기운이 약해진 몸에 침범하여 전신적 통증을 발생시킨 것입니다. 이런 경우 일반적 진통제가 듣지 않고 마약성진통제를 복용하게 됩니다. 물론 마약성진통제를 복용해도 효과는 안 좋습니다. 전 세계에서 하루에 수술받는 사람이 몇 명이나 될까요? 수만 명이 될 것입니다. 지금도 수술받는 사람들의 일부가 섬유근육통 환자가 되고 있습니다. 수술로 통증이 악화된 환자가 또 수술을 받으면 통증이 어떻게 될까요? 더욱더 심해질 것입니다. 한의학 서적에도 이 병은 한번 걸리면 고치기가 힘들고 꾸준히 관리해야 한다고 나옵니다.

4) 어혈(瘀血)

한의학에는 '어혈'이란 개념이 있습니다.

인체의 혈관 속엔 혈액이 순환하고 있는데 혈관 속에 정상적으로 순환하고 있는 혈액을 혈(血)이라 하고 어떤 원인에 의해서 혈관 밖으로 배출된 혈이나 또는 혈관 내에서 피딱지(혈전)가 진 것을 비정상적인 혈, 즉 어혈이라고 정의합니다. 이런 어혈은 습담과 마찬가지로 우리 몸의 노폐물로 볼 수 있습니다. 이런 어혈들이 체내에서 없어지지 않고 신경을 자극하면 통증이 나타나게 됩니다. 외상으로 인해 혈관 밖으로 배출된 혈액은 초기엔 검푸른 피멍이 피부에 나타났다가 시간이 지나면서 액체 성분인 혈장이 조직에 흡수되어 부기가 빠지며 피멍과 피딱지가 사라지고 통증이 없어지는 게 일반적입니다. 하지만 일부의 경우 피딱지가 조직 속에 남아 있어 지속적 통증을 일으킬 수 있습니다. 물론 이런 경우가 많지는 않지만 분명히 일부에게는 나타납니다. 어른들이 피멍 들면 어혈을 빼내야 나중에 고생하지 않는다는 말씀들을 하는데 이것이 어느 정도 일리가 있는 것입니다. 임상에서도 종종 볼 수 있습니다. 골절 후나 염좌 후 피멍이 들었는데 깁스만 하고 사혈(부항으로 피 빼기)을 안 해 주면 그 부위가 몇 개월 이상 쑤시거나 열이 나는 경우들이 종종 있습니다. 일부의 국소적 골절이나 염좌 등의 피멍으로 인한 통증은 사혈로 가볍게 없어질 수 있지만, 교통사고가 크게 난다든지 높은 곳에서 떨어지는 외상 등은 체내에서 출혈되고 이게 쉽게 몸으로 흡수되지 않고 일정 기간 고여 있다가 전신통증을 유발하는 경우도 드물게 있습니다. 이런 경우 초반에 통증으로 몸을 움직이기가 힘들어 병상에 계속 누워 있는 생활을 합니다. 시간이 지남에 따라 몸에 열이 나고, 입속이 쓰고, 마르며, 아랫배가 불러 오르고, 변비가 생기며, 팔다리에 저림과 화끈거리는 작열감이 나타나고, 근육 경련이

나 쥐가 일어나며, 두통, 어지럼증, 불면증, 속 울렁거림이나 구역감이 생기고, 잘 낫지 않는 극심한 전신섬유근육통이 생기기도 합니다. 한의학에서 어혈이 있을 때 생기는 증상들을 정리해 보면 가장 일반적인 것이 통증입니다. 초기엔 외상 부위에만 통증이 나타납니다. 특징적인 것은 찌르는 듯한 통증과 반복적인 발작통입니다. 치료가 안 되고 시간이 지남에 따라 드물게 전신으로 통증이 나타날 수 있습니다. 두 번째로 발열이 있습니다. 초기에 외상 부위에 열이 날 수 있고 전신으로 열이 나타날 수도 있습니다. 열이 덜 났다, 심하게 났다 하기도 합니다. 국소 부위에 열이 나지 않고 오히려 시렵고 차갑다고 하는 경우들도 있습니다. 피부의 온도차가 발생하기도 합니다. 피부에 반점이 생기기도 합니다. 세 번째로 신경정신 증상을 들 수 있습니다. 건망증과 불면증, 조현병, 우울증이 나타날 수 있습니다. 불안이나 공황장애 등 가슴 두근거림이 동반될 수도 있습니다. 섬유근육통에도 우울증, 건망증, 불면증 등이 나타날 수 있는데 복합부위통증증후군에도 나타날 수 있습니다. 네 번째로 피부의 색깔 변화를 들 수 있습니다. 외상 부위가 청자색을 띠거나 시리고, 차갑고, 붓고, 아픈 통증 또는 외상 부위가 붉은색을 띠고, 열나고, 붓고 아픈 경우 피부가 거칠어지며 두꺼워지고 인설이 많아지기도 합니다. 다섯 번째로 생리통이 심해집니다. 한의학에서 여성의 생리통을 치료하는 데 어혈한약을 많이 사용합니다. 여성의 경우 배꼽 아래로 아랫배가 뻐근하고, 배가 불러 오며, 변비가 생기고, 복통이 심해질 수 있습니다. 여섯 번째로 손발톱에 변화가 나타납니다. 손톱이 부스러지거나 기형 변화가 나타날 수 있습니다. 어혈이 있으면 입술의 색깔 변화가 나타날 수 있습니다. 입술이 마르고 검붉게 변할 수 있고 혀 색깔도 보라색 쪽으로 변합니다. 복합부위통증증후군의 원인은 어혈입니다.

5) 기허(氣虛)

한의학에서 '기'란 용어는 광범위하게 쓰이는데 일반인에게 알려진 의미는 기운, 체력, 에너지 등입니다. 그 외에 인체의 호흡 활동, 인체 각 장기들의 기능, 인간의 감정 활동(기쁨, 슬픔, 분노, 놀람, 공포) 등 인체의 모든 생명 활동을 주관하는 기능의 의미로 사용됩니다. 여기서는 인체의 생명 활동을 유지시켜 주고 외부의 질병으로부터 몸을 방어해 주는 면역 기능 개념으로 설명합니다. 기허는 여러 이유로 체력이 많이 떨어진 것입니다. 몸이 무겁고 피로하며 활동력이 떨어지게 됩니다. 이런 상황이 지속되면 면역 기능이 떨어져서 쉽게 병에 걸릴 수가 있습니다. 심하면 정신이 멍해지고, 무표정해지며, 아무것도 못하고, 움직이지 못한 채 하루 종일 누워만 있게 됩니다. 우울증의 한의학적 원인 중 하나입니다. 이런 경우에 전신통증이 나타날 수가 있습니다. 기운이 하나도 없고 몸을 움직이기가 힘들며 전신이 아픕니다. 몸의 근육들이 덜덜 떨리는 것 같습니다. 저절로 식은땀이 나기도 합니다. 가슴이 두근거리기도 합니다. 움직일 힘이 없어 물건 하나도 잡을 수가 없습니다. 이런 상황에서 수술받을 일이 생긴다면 차가운 기운에 영향을 받아 극심한 전신통증이 나타날 수도 있습니다. 섬유근육통과 우울증이 같이 나타날 수 있는 경우입니다.

기통(氣痛)

섬유근육통으로 진단되기 전의 단계로 섬유근육통이 발병하는 원인 중 하나로 기통(氣痛)을 들 수 있습니다. 기통(氣痛)이란 글자 그대로 기로 인한 통증이란 뜻입니다. '기'란 용어는 앞 기허(氣虛)에서 설명했습니다. 한의학 용어로 불통즉통(不痛即桶)이란 말이 있습니다. 해석하면 '통하지 않으면 통증이 온다' 즉 원활하게 순환이 안 되면 통증이 온다는 뜻입니다. 이것은 우리가 흔히 생각하는 혈액 순환도 포함하고 있습니다. 알게 모르게 서서히 시작되는 섬유근육통으로 진단되기 바로 전의 초기 상태로 우리가 일상생활에서 먹는 음식의 부적절함과 칠정(七情)이라는 인간의 감정 상태(스트레스)가 원인이 되어 나타나는 것입니다. 우리 몸의 여기저기에 통증을 일으킵니다. 등과 목, 옆구리, 허리, 팔다리 할 것 없이 여기저기 온몸에 통증이 나타나며 아픈 게 여기저기 돌아다닙니다. 이런 통증이 잘 치료되지 않고 오래되면 전형적인 섬유근육통으로 발전할 수가 있습니다.

섬유근육통을 한의학으로 설명하면 습담증, 습열증(각기병), 비증(풍한습), 어혈증으로 볼 수 있습니다. 습담증은 체질적, 유전적인 면과 관련이 있으며 전형적인 섬유근육통에 많이 나타납니다. 섬유근육통을 100으로 친다면 80% 이상의 비율을 차지하고 있다고 봅니다. 여러 질병들과 연관성이 많습니다. 생명 활동을 유지하는 한 끊임없이 습담이 발생하기 마련이므로 통증이 언제든지 재발할 수 있기 때문에 치료 후에도 꾸준한 몸 관리가 필요합니다. 습열증(각기병)은 습하면서 무더운 날씨와 염증을 일으키는 음식의 장기적이고 무절제한 섭취로 나타나는 섬유근육통에 많습니다. 비증(풍한습)은 수술 후나 감기, 독감 후유증, 백신 접종 후유증으로 나타나는 섬유근육통에 많습니다. 어혈증은 운동 중 부상이나 교통사고 등의 외상으로 나타나는 섬유근육통에 많습니다.

습담형의 경우 20~40년 동안 고생하며 마약성진통제를 복용해도 효과가 없던 전신의 극심했던 통증도 어느 정도 충분히 만족할 만한 효과를 볼 수가 있습니다. 너무 과장되지 않느냐 생각하실 수 있지만 절대 과장이 아닙니다. '섬유근육통은 습담이 원인이다!' 이렇게 말은 쉽게 할 수 있지만 깊숙이 들어가면 감별 진단과 치료가 어렵습니다. 또 한의학적인 원인들이 여러 상황에서 겹쳐져 나타나면 더욱더 진단 치료가 어렵습니다. 비증(풍한습형)은 잘 낫지 않습니다. 꾸준한 한약복용이 필요할 정도로 잘 관리해 줘야 합니다. 대부분 마약성진통제를 복용하는 것 같습니다. 어혈(어열)형은 혈액순환과 염증 열을 없애 주어야 합니다. 습열형은 체내의 염증 반응으로 인한 증상을 없애 줘야 합니다. 기허형은 습담증, 어혈증, 비증, 습열증에 복합적으로 존재할 수 있기 때문에 언급을 안 합니다. 섬유근육통의 한의학적 원인을 분석해 놔도 직접 환자 치료에 들어가면 또 어렵습니다. 앞의 4가지 원인이 서로 섞여서 나타날 수 있기 때문입니다. 예를 들어 습담형 섬유근육통 환자가 수술 후 통증이 더욱더 격렬해지는 상황이 발생합니다. 2차 섬유근육통이 발생한 거죠. 대개 마약성진통제를 복용합니다. 수술을 몇 번 더 한다면 통증은 더욱더 심해질 것입니다. 부상이나 염좌로 섬유근육통이 발생했는데 어떤 계기로 수술을 받게 된다면 전신통증으로 가게 되고 더욱더 아파 옵니다. 부상이나 염좌로 국소 부위 통증이 있는데 통증 치료가 잘 안되면서 갑자기 전신통증으로 발전하기도 합니다. 교통사고로 전신통증이 발생하기도 합니다. 습열증으로 나타나는 각기병은 통증이 심하며 몸에 작열감이 상당합니다. 잘못하면 사람이 죽을 수도 있습니다. 진단도 처방도 정말 신중해야 합니다. 환자분들을 직접 치료하다 보면 앞에 제시한 4가지 원인이 서로 섞여서 나타납니다. 그래서 치료하기가 상당히 어렵습니다.

섬유근육통의 치료

- 통증에 대한 한의학적 원인분석
- 원인에 근거한 한약처방 투여
- 보조적으로 침, 도침, 부항 등 침습적인 행위 병행

9. 치료 예

습담형 섬유근육통

2022년 9월 중순부터 11월 말 사이에 입퇴원을 두 번 반복한 섬유근

육통 환자의 증상과 치료에 대해서 올려 봅니다. 섬유근육통은 대게 여성 환자가 절대다수를 차지하지만 남성 환자들도 종종 있습니다. 약 16~18일간의 두 번 입퇴원 치료로 증상이 많이 호전되었으며 전형적인 섬유근육통 증상인 24시간 목과 어깨, 등과 견갑의 통증과 뻐근함, 팔꿈치, 손목, 허리, 무릎 등의 뻐근한 통증으로 가끔씩 손이나 발에 쥐나고 저림이 있으며 이런 증상이 8년 이상 지속되었다고 합니다. 물론 일상생활을 못 할 정도의 통증은 아니었습니다. 비 오기 전 통증이 심해지는 상황도 없었습니다. 알게 모르게 통증이 시작되었으며 중간에 교통사고를 두 번 당하면서 통증이 더 심해진 것 같다고 했습니다. 8년 이상 여러 양방 병원에 다녔으며 입원 치료도 하고 검사도 받았으나 이상은 전혀 안 나타났습니다. 어떤 병원에서는 자가면역질환이라고 하였으나 자가면역질환은 아니었습니다. 병원 약이 효과 없다 보니 몸이 힘들어도 양약 복용을 하지 않고 있었습니다. 부산 쪽의 한방 병원에도 입원해 보고, 여러 군데를 다녀 봤지만 차도가 없어서 자포자기 상태로 지내고 있었습니다. 환자 부인께서 저희 한의원에 전화 상담 시 치료 효과가 확실히 있느냐를 몇 번이고 물어보셨습니다. 저희는 확신을 줄 순 없고 최선을 다해 보겠다는 답변밖에 드릴 수가 없었습니다. 8년 이상을 안 다녀 본 데가 없는데 역시나 하지 않을까 걱정하였으며 멀리 부산에서 출발해야 하는데 실망감이 클까 봐 망설임이 많으셨답니다. 그러나 환자 본인의 치료받겠다는 의지가 강해서 2022년 추석 후 바로 올라오셔서 입원 치료를 받았습니다. 습담형에 투여하는 한약과 도침 치료 후 목과 어깨의 뻐근함과 고질적인 앞머리 통증이 눈에 띄게 해소되었으며 이명도 줄어들었습니다. 우측 엄지발

가락과 2번째 발가락 사이의 발등에 감각이 무뎌진 지가 8년 정도 됐는데 감각이 없던 부위에 다시 감각이 돌아왔다고 신기해하셨습니다. 대개 이런 섬유근육통의 증상은 24시간 목과 어깨, 등과 견갑의 땡김, 뻐근한 통증이 있으며 종종 앞머리 두통을 수반하기도 합니다. 어깨에 무거운 짐을 짊어진 것 같은 느낌도 심합니다. 허벅지, 무릎, 종아리, 발목이 아프며 발이 붓거나 저리기도 합니다. 3개월에 걸쳐 입원 두 차례와 한약 복용을 총 4개월 동안 하시고 완벽하지는 않지만 만족스러운 상태에서 치료를 종결하였습니다.

발병한 지 10년 이상 된 50대 중반의 남자는 수많은 병의원을 다니고 나서 극심한 전신통증은 거의 없어지고 일상생활을 충분히 할 수 있는 통증만 남아 있었습니다. 평상시엔 생활할 만했는데 비 오기 전이나 날이 흐려지기 시작하면 통증이 심해져서 며칠 동안 꼼짝하지 못하고 누워서 아무 일도 할 수 없었으며 식사도 못 할 정도였습니다. 한약 투여만 3개월 후 비만 오면 나타나는 극심한 통증이 완전히 없어졌습니다.

70세의 여자 환자 분은 퇴행성질환도 있었고, 몇 년 전부터 조금씩 아팠지만 심하게 아픈 지는 3년 전부터였습니다. 통증은 자고 일어날 때부터 아팠으며 밤에 더 심해지는 느낌이 있다고 했습니다. 몸살 기운이 자주 나타나서 몸살감기약을 자주 처방받아 복용했음에도 증상이 심해졌고, 우울증약까지 처방받았습니다. 통증은 평소에도 어느 정도 있었고 특히 비만 오면 극심한 통증이 나타나곤 했습니다. 환절기 때면 영락없이 입원 치료를 받아 왔고, 여러 진통제나 우울증약들을 복용했지만 해결되지 않았습니다. 항상 온몸이 아프니 삶의 의욕도 없어지고 신세 한탄만 하였습니다. 몸은 말짱해 보이는데 왜 아프냐고 주위 사람들이 하는 소리를 들으니 속상해서 사람들과의 만남도 꺼리게 되었습니다. 본인은 교통사고도 2번 나고 산후조리도 못 하였고 가볍게 뇌경색도 왔었기 때문에 후유증들이 나타나는 것 같다고 했습니다. 멀리 경남 통영에서 며느님과 함께 내원하여 한약 투여를 6개월 받으시고 아주 많이 좋아지셨습니다. 그 후로 진통제를 복용해도 아프던 증상이 없어졌으며 비만 오면 나타나는 몸살 기운도 거의 없어졌습니다. 하지만 노령과 퇴행성 근골격계질환 등으로 인한 통증을 고려하여 우울증약만 중단하고 진통제 복용은 줄이지 않기로 해 환자가 만족하며 치료를 종결하였습니다.

50대 초반의 마른 타입의 여성은 언제부터인지 정확히 기억나지 않지만 고등학생 때부터 몸이 자주 많이 아팠다 합니다. 평소엔 괜찮지만 비 오기 전 흐린 날엔 양 어깨가 천근만근 무거워지고, 목과 엉덩이, 허벅지는 몽둥이에 맞은 듯한 통증이 나타났으며, 속 울렁거림이 있었다고 합니다. 섬유근육통과 상관없이 주기적으로 편두통이 나타났으며 생리 시엔 편두통이 더 심해졌다 합니다. 편두통이 심할 땐 속 울렁거림과 어지럼증 외에 눈통증까지 나타나서 2~3일씩 누워 있곤 했습니다. 심하면 눈에 열도 났다 합니다. 학생 때는 여자들은 다 이런가 보다는 생각에 며칠 버티면 괜찮아지니까 그러려니 하고 참고 견디어 왔습니다. 자주 몸살감기에 걸리곤 했는데 그때가 주로 생리 기간 전이었으며, 목구멍부터 아프기 시작하여 몸이 추웠다 더웠다 하는 증상이 나타났습니다. 눈에 열이 나는 증상과 더불어 온몸을 두들겨 맞은 듯한 통증이 서너 달에 한 번꼴로 있었는데 의례적인 일로 생각했다 합니다. 정말 참을성이 대단한 분이었습니다. 전형적인 섬유근육통 한약을 투여하면서 증상이 호전되기 시작해 4개월 정도에 제반 증상이 호전되었습니다. 무엇보다 깊숙한 숙면을 취하게 되었으며 자주 발생하던 편두통의 횟수가 줄어들고 생리통도 많이 줄어들었습니다. 어깨에 항상 무거운 짐을 지고 있던 느낌이 대폭 없어지고, 뒷목이 편안해지며, 시야가 넓어지고 눈이 밝아진 느낌이 든다 하였고, 자주 나타나던 눈통증이 없어졌습니다. 그 뒤로 2개월을 더 복용하고 지금은 해마다 1년에 두세 달 정도 몸 컨디션 유지 차원으로 정기적으로 섬유근육통 한약을 복용하고 있습니다. 사실 30년 이상을 몸에 지녀 온 섬유근육통이 몇 달 치료받는다고 완치되지는 않습니다. 특히 여성의 경우는 유전적인 위장 기능의 허약함과 임신과 출산을 거치면서 몸의 변화가 있게 되고 폐경기까지는 생리를 하기 때문에 완벽한 몸 건강이 되기는 힘듭니다. 수십 년을 살아가며 통증에 영향을 주는 여러 변수들이 많기 때문에 관리 차원으로 가야 하는 것 같습니다. 2016년도에 처음 치료받으면서 2024년 지금까지 해마다 두세 달씩 한약 복용만 하는데 전형적인 편두통은 거의 발생하지 않고, 생리통도 거의 없으며, 속 울렁거림도 없어지고, 무엇보다 툭하면 나타났던 감기몸살이 없어졌습니다. 감기에 걸리면 온 전신이 심하게 아팠던 것도 가볍게 지나가고, 독감도 걸리지 않으며(한약 치료 후 코로나 백신 2번 맞은 것 외엔 정기적으로 독감 주사를 맞은 적이 없다고 함) 비 오기 전 심하게 나타났던 목과 어깨의 통증도 별로 느끼지 않게 되었다 합니다. 저의 치료 경험으로는 전형적인 섬유근육통으로 20년 이상을 고생하시는 분들은 초반 집중 입원 치료를 받으시고 그 후엔 매년 두세 달은 한약을 정기적으로 복용하면서 관리 유지 차원으로 생활해 가는 게 좋을 듯합니다. 유전적으로 위장 기능의 허약을 물려받은 경우입니다. 이런 경우는 끊임없이 습담이 발생합니다. 따라서 한약 치료 외에 식생활 습관을 잘 살펴야 합니다.

30대 중반의 여성은 만성섬유근육통으로 목과 어깨, 견갑 등 여기저기가 자주 불편했습니다. 항상 목뒤의 뻐근함이 있었습니다. 날씨가 안 좋으면 뻐근함은 더 심해졌다 합니다. 만성적 편두통을 달고 살아왔는데 툭하면 두통이 나타나면서 목과 어깨가 항상 뻐근하고 묵직했으며, 속 울렁거림, 앞머리 두통, 어지럼증이 나타났다 합니다. 심하면 눈까지 통증이 나타나 며칠을 누워 있어야 했습니다. 생리통도 심해서 생리 전 진통제 준비는 필수였다 합니다. 이런 식으로 아프면서 살아가기를 6년 이상 했는데 어느 날 항상 묵직하고 아팠던 어깨 부위에서 뭔가 덩어리 같은 게 허리로 내려가더니 그 후로 엄청나게 통증이 시작되었습니다. 2차 섬유근육통이 시작된 것입니다. 골반, 허벅지, 팔다리, 무릎 쪽으로 하루 종일 통증이 없어지지 않아서 끙끙 앓고 살았다 합니다. 다리가 시리고, 저리고, 콕콕 쑤시고, 숨을 쉴 수도 움직일 수도 없을 만큼 통증이 지속되었습니다. X-ray, MRI, 초음파 등 모든 검사에 이상이 없었으며 여러 치료를 받아도 효과가 없었습니다. 통증 때문에 일상생활을 못 했으며 자기 방에 숯덩이 20kg을 사 놓고 습도를 조절했다고 합니다. 항상 뻐근한 부위는 골프공이나 테니스공으로 문지르면서 뜨거운 찜질을 했고, 아프지만 도수 치료를 지속적으로 받아서 어느 순간은 말짱하게 하나도 안 아팠다 합니다. 하지만 그 시간은 2~3일도 가지 않고 다시 전신통증이 왔습니다. 습담형 한약을 6개월 투여하였고 통증은 한약 복용하면서부터 줄기 시작하여 완전치는 않지만 극심한 통증은 없어지고 오래전부터 아프던 부위는 한약 복용과 도침으로 마무리했습니다.

지금은 60대가 된 15년 전의 여자 환자분은 소녀 때부터 아프기 시작해서 일상생활을 못 하였고 몸이 아파서 학업을 할 상황이 못 되어 고등학교까지만 졸업하였습니다. 전형적인 섬유근육통의 모든 증상을 갖춘 환자였습니다. 양방에서도 전형적인 교과서형의 섬유근육통 환자라고 했습니다. 수십 년 동안 모든 치료 시도가 효과 없었으며 심지어 굿도 하고 고양이 뼈까지 먹어 봤답니다. 심발타, 리리카 등의 약은 부작용이 심해서 복용하지 못했으며 맞는 약이 없어서 아무 약도 복용하지 않은 채 30~40년을 일상생활 하기 힘든 상태로 지냈습니다. 방에 누우면 방바닥과 닿은 부위가 아파서 오랫동안 누워 있지 못하고, 통증 때문에 잠에서 자주 깼으며, 벽에 기대면 기대는 부위가 아파서 힘들었고, 화장실에 가도 팔이 아파서 뒤를 못 닦았습니다. 운동하려고 하면 무릎과 발이 아파서 움직이지 못하였습니다. 온몸이 아파서 잠도 못 잤습니다. 한약 투여 몇 개월 후 통증이 대폭 줄어들어 오랫동안 누워 있을 수 있게 되고 잠도 푹 잘 수 있었습니다. 아프지 않아서 마음껏 걸을 수도, 운동할 수도 있게 되었습니다. 새로운 삶을 시작하게 되었습니다. 늦은 나이에 공부를 시작하고 여러 자격증도 따면서 새로운 삶에 감사하고 사회에 봉사하는 삶을 가지게 되었습니다. 2009년에 저와 인연을 맺게 되어 지금까지 연락하는 분입니다. 이렇게 40년 이상의 극심한 섬유근육통으로 일상생활을 전혀 못 했던 분을 한약 치료로 완전치는 않지만 일상생활을 하게 해 준 케이스들이 있습니다. 앞의 예와 마찬가지로 오랜 세월 동안 쌓여 온 병이 몇 개월의 한약 복용으로 완전하게 낫진 않습니다. 살아가는 동안 관리 유지 차원적인 치료가 필요합니다.

습담형과 비중형(풍한습)이 겹친 경우

30년 이상을 섬유근육통으로 고생하던 여자 환자분은 20대 초반부터 자주 체하고 종종 구역감과 속 울렁거림, 어지럼증, 두통으로 고생을 했습니다. 어지러워서 툭하면 쓰러지기도 했답니다. 가끔씩 독감 비슷한 몸살 증상이 나타나면 감기약과 진통제를 복용하곤 했습니다. 30대에 결혼을 하고 출산과 스트레스로 불면증과 우울증이 생기면서 통증이 점점 심해져 갔습니다. 특히 반복되는 구역감과 어지럼증, 두통 그리고 비가 오면 심해지는 통증 때문에 우울증약과 진통제를 상시 복용하게 되었습니다. 40대 후반부터는 갱년기와 여러 수술(어깨 석회 제거 수술과 허리 수술)을 받으면서 통증이 더욱 악화되었습니다. 당연히 2차적 섬유근육통이 발생한 것입니다. 수많은 병원을 다녔지만 통증은 줄어들지 않고 약 복용량은 계속 늘어만 갔습니다. 50대 후반에 비로소 섬유근육통으로 진단되어 마약성진통제와 리리카를 복용하기 시작했습니다. 그러나 통증은 제어되지 않았고 한 번이라도 약 복용을 빼먹으면 무시무시한 통증이 밀려와서 하루 종일 집에 누워 있고 어떤 일도 하기가 힘들었습니다. 어디 외출이라도 하면 큰맘을 먹어야 했으며 그날은 전신이 더 아프고 피로해서 다음 날까지 꼼짝을 못 하는 정도였습니다. 하루에 세 번 마약성진통제인 타진과 리리카 150mg, 심발타 120mg, 센시발 30mg과 여러 종류의 소염진통제를 같이 복용했습니다. 여러 위장약, 수면제, 혈압약 등으로 약물에 절어서 하루에 한 번이라도 약 복용을 잊어버리면 통증이 무섭게 밀려와 외출은커녕 일상생활도 못 하는 분이었습니다. 내원 시 심한 통증에 얼굴은 찡그려지고 말은 짜증이 나 있었습니다. 특히 전신이 아프니 조금만 건드려도 통증으로 힘들어하였습니다. 환자가 병에 걸린 지 오래되었고 양약을 복용해도 통증이 심하면 양약 복용량을 최소로 줄이게 하고, 통증은 최대로 줄이는 것을 치료 목표로 합니다. 한약과 양약을 같이 병용 복용하면서 수시로 나타나던 구역감과 비가 오면 심해지던 통증이 줄어들기 시작했습니다. 한약 투여 후 3개월 만에 마약성진통제 복용을 중단했습니다. 통증은 있었지만 견딜 만했습니다. 한약 복용 6개월 후 리리카 복용을 중단했습니다. 그러자 구토감과 극심한 전신통증이 나타나기 시작했습니다. 10일 동안 하루에도 몇 번씩 구토와 설사로 식사를 거의 못 했으며 극심한 전신통증 때문에 자살 충돌을 여러 번 느꼈습니다. 음식 냄새가 싫었고 밥맛이 전혀 없었으며, 쉴 새 없이 흐르는 땀과 시린 다리, 얼굴엔 폐경기처럼 상열감이 있고, 추웠다 더웠다 했으며, 어지러워서 하루 종일 방에 누워 있었습니다. 항우울제중단증후군이 나타난 것입니다. 당시 본원에 입원 시설이 없어서 환자는 집에만 누워 있었습니다. 리리카 복용을 중단한 지 10일이 넘어가면서 구역감과 설사, 통증이 서서히 줄어들었습니다. 본인은 지옥을 경험했다 했습니다. 아프면 아팠지 다시는 리리카를 죽어도 복용 못 할 것 같다고 했습니다. 한약을 복용한 지 8개월 후 센시발 복용은 중단하였고 심발타 복용량을 하루에 두 번 120mg에서 60mg으로 줄였습니다. 다시 항우울제중단증후군인 구토감과 통증이 나타났고, 시간이 흐름에 따라 하루에도 몇 번씩 시야가 흐리고 머리가 멍하며 어지러워서 마치 쓰러질 것 같은 증상들이 나왔습니다. 집에서 조심조심 가족들의 부축을 받으면서 움직였습니다. 심발타의 복용량을 조절하고 한약을 계속 복용하며 증상들을 줄여 나갔습니다. 한약 복용 12개월째에 최종적으로 심발타 용량을 하루 두 번 30mg씩 복용으로 줄였습니다. 사실 이 정도면 심발타를 복용하지 않는 것과 똑같습니다. 최소 유지 용량의 의미가 전혀 없었기 때문이었습니다. 통증은 완전히 없어지지 않았지만 전에 비해 대폭 감소하였고 혼자서 일상생활을 할 수 있을 정도였으며 여행도 다닐 수 있었습니다. 아프지만 자신의 몸 상태에 대해 만족해했으며 감사를 표현했습니다. 맨 처음 진찰했을 때의 짜증스러운 표정과 목소리가 아주 밝고 꾀꼬리 같은 명랑한 목소리로 바뀌었습니다. 하지만 이런 경우도 오랜 세월 동안 쌓여 온 병이기 때문에 완치는 힘들며 해마다 2~3개월 정도씩은 컨디션 유지를 위해 한약을 복용하는 게 좋습니다. 즉 평생 관리 차원으로 가는 게 좋습니다. 이 케이스는 본원의 입원 시설이 없을 때의 상황으로, 양약을 줄여 가면서 치료하는 기간이 길었고 환자의 고통도 오래 지속되었습니다. 지금은 입원 시설을 갖추고 있으며 당시보다 한약 처방이 훨씬 업

그레이드되어 치료 기간이 많이 단축되었으며 양약을 줄이거나 중단하여 나타나는 통증을 빠르게 커버할 수 있는 상황이 되었습니다. 수십 년 이상 장기적으로 마약성진통제를 복용하여도 통증이 극심한 분들은 입원 치료를 적극 권유합니다. 두세 달의 적극적인 입원 치료를 통하여 통증을 대폭 줄이고 양약 복용량을 줄이거나 중단한 상태에서 퇴원하여 한약만 몇 개월 복용 후 해마다 유지관리 차원의 치료만으로 일상생활을 영위할 수 있을 것입니다.

40대의 남성은 오래전부터 수시로 몸살 기운과 팔다리의 저림, 여러 관절 부위의 쑤심 등으로 여러 병원 치료를 전전하였습니다. X-ray, MRI, 초음파, 혈액검사 등 여러 검사를 다 했지만 이상은 나타나지 않았습니다. 여러 치료에도 효과를 보이지 않았고 특히 비가 오려 하면 통증과 피로가 심해졌습니다. 자동차 정비를 하시는 분이어서 실외에서 항상 생활하다 보니 추운 날이고 비 오는 날이고 습한 날이고 더운 날이고 몸을 혹사시키면서 더욱더 통증이 심해졌다 합니다. 한약 투여 1개월 이후부터 팔다리의 저림과 관절의 쑤심 등이 조금씩 줄어들었고, 5개월 복용 후 100% 완전치는 않지만 제반 증상이 거의 없어졌고 비가 오기 전 심해지던 통증도 거의 없어졌습니다.

습담형과 어혈형이 겹친 경우

운동 중 부상이 낫지 않고 섬유근육통으로 발전한 케이스로 20대 후반의 건강하고 운동을 열심히 하는 여성이었습니다. 마른 체형이었지만 평소에 특별히 아픈 곳은 없었고 약간의 생리전증후군(PMS)이 있었습니다. 평소 몸 관리 잘하고 운동을 좋아하여 자전거, 테니스, 배드민턴 등 여러 동호회에 가입하여 활동했습니다. 어느 날 배드민턴 시합 중 목이 꺾이면서 팔다리의 짜릿한 저림과 극심한 통증으로 응급실로 실려 가게 되었습니다. 경추의 염좌로 진단받고 2주 정도 입원 치료를 하였는데 어느 정도 호전되는가 싶더니 그래도 지속적인 통증이 있어 집 근처 재활의학과를 다니면서 도수 치료, 근육 주사 치료 등을 받았는데 증상의 호전이 더디었습니다. 어느 날 목에 신경차단술을 받는 도중에 짜릿한 느낌이 들면서 극심한 통증이 시작되더니 그 통증이 목과 어깨, 등, 팔, 허리, 다리까지 퍼지면서 꼼짝을 못 하는 상황이 되었습니다. 목과 어깨, 팔은 화끈거리고 뻐근하고 근육이 쪼이며 찌릿찌릿 전기감이 들었으며 허리, 골반, 엉덩이 아래는 시리고 저리고 무겁고 아파서 운동은커녕 일상생활을 못 할 정도였습니다. 다시 2주간 재입원을 하고서도 차도가 없어 퇴원 후 수많은 병의원을 다니길 2년 정도 했습니다. MRI상 경추의 가벼운 디스크 외엔 이상이 없었고 경미한 디스크로 통증이 심하게 나타날 수는 없다는 말을 들었습니다. 그 외 혈액검사, 뼈 스캔, 초음파 등 모든 검사에 이상이 없었습니다. 리리카와 근육이완제, 진통소염제를 비롯해 혈액순환제 칼슘과 비타민을 비롯한 각종 영양제 등을 복용해 왔으며 2년이 지나면서 처음 발병 시 아파서 꼼짝도 못하던 통증은 조금 회복되었으나 그래도 항상 불편한 상황이었습니다. 본원에 내원하여 섬유근육통의 습담·어혈로 진단되어 침 치료와 한약 치료를 받았으며 약 2개월의 치료로 리리카를 복용해도 안 좋던 증상이 많이 호전되었습니다. 한약 치료하면서 소염진통제, 근육이완제 등은 초기부터 중단하였고 병행 치료하던 리리카 복용은 2개월이 지나면서부터 조금씩 줄이며 치료를 받았습니다. 그 동안 리리카 복용으로 잡아 놔뒀던 증상들이 서서히 나타나기 시작했습니다. 한약 투여 초기 리리카로 안 잡혔던 극심한 통증은 가셨으나 목과 등, 허리, 종아리, 뒤꿈치까지 온몸에 경직감이 나타나서 힘들어했습니다. 목과 어깨, 팔까지 찌릿찌릿하면서 화끈거리고 옆구리까지 통증이 나타났습니다. 습담·어혈에 근육의 경직감을 풀어 주는 한약을 같이 투여해서 리리카 복용을 서서히 줄인 지 2개월 만에 중단했으며 그 후로 4개월을 더 복용하여 총 8개월 복용 후 치료를 마무리했습니다. 초반 경추의 염좌가 심하면 치료가 1년 이상도 갈 수 있는 것인데 경추의 염좌 치료 중 섬유근육통이 발생한 것으로 보였습니다. 한약 투여를 하면서 생리전증후군도 상당히 많이 좋아졌습니다.

섬유근육통은 만성적인 전신통증 질환입니다. 전신통증으로 정의되지만 전신통증으로 되기 전의 전 단계가 있는데 이럴 경우는 섬유근육통으로 진단되지는 않습니다. 그러나 충분히 관련은 있습니다. 섬유근육통은 전신통증이기 때문에 국소 부위의 통증에 섬유근육통 한약을 투여하지는 않지만, 진찰 상담해 보고 맞는 방향이다 생각되면 투여하기도 합니다. 환자는 5년째 하루에도 수십 번 간헐적으로 복통이 나왔다 사라지길 반복했습니다. 배 속을 맷돌로 가는 것 같고, 항상 체한 것 같았으며, 속이 미식거리고 명치부터 배꼽까지 배 전체가 아프다고 했습니다. 배꼽 아래는 그렇게 아프지 않았지만 어떨 때는 배 속에 덩어리가 움직이는 것 같다가 사라지는 것 같다고 했습니다. 당연히 검사를 위해 서울의 여러 병원을 전전하였습니다. 위내시경, 복부 초음파, CT, MRI, 혈액검사 등 5년 동안 수많은 병원을 다니며 검사상 이상 없다는 말만 들었고 처방받은 약들을 먹어도 효과가 없었습니다. 복통이 시작되면 아무것도 못 하고 누워만 있어야 했고 밥 먹기도 힘드니 체중은 갈수록 줄어들고 삶의 질이 형편없이 떨어졌습니다. 저희 병원에 처음 오셨을 때 놀랍게도 그동안 다녀온 병의원들의 영수증과 진단서 등 모든 자료를 가져오시는 정성을 보여 주셨습니다. 2024년 1월 초 내원하셔서 초진을 하고 증상에 맞는다 생각한 한약을 투여하였지만 조금 듣는 듯하다가 효과가 없어서 환자도 실망, 저도 실망했습니다. 다행히 다른 두 번째 한약 처방을 하면서 효과가 나타나기 시작하여 1개월 반 만에 5년간 괴롭혀 온 복통이 없어졌다 합니다. 환자분께 감사 전화를 받았습니다. 복통에 투여한 한약은 무릎이나 옆구리, 팔다리 쪽의 통증으로 양약의 진통제로는 효과 없는 섬유근육통에 투여할 수 있는 처방인데 복통은 이번 케이스가 처음입니다. 혹시나 섬유근육통과 복통으로 고생하시는 분들께 도움을 드릴 수 있기에 알려 드리고자 합니다.

습담형과 습열형(각기병)이 겹친 경우

섬유근육통은 다양한 상황에서 발생하기 때문에 공통적인 증상은 통증이지만 부수적인 증상들은 개인마다 조금씩 다릅니다. 이번엔 발목부터 아프기 시작해서 전신통증으로 번진 20대 후반 여성의 섬유근육통(한의학으로 각기병의 범위에 속함)에 대해서 올려 보겠습니다. 환자들에게 가끔 이런 경우들이 있습니다. 어느 날 갑자기 발목부터 부어오르며 시간이 지남에 따라 걷지 못할 정도의 통증이 나타나기 시작했습니다. 물론 이러기 전에 몸 컨디션이 안 좋은 약간의 조짐들이 있었는데 나으려니 생각하고 무시했다 합니다. 통증이 잡히지 않으면서 팔다리의 화끈거림, 콕콕 찌르는 느낌, 찌릿한 전기감 같은 통증이 점차 어깨에서 목으로 올라갔답니다. 이 병원 저 병원들을 다녔는데 한 병원에서 경추디스크로 진단하여 입원 치료하였으나 증상의 호전은 없고 점차 통증이 심해졌습니다. 어깨는 항상 3~4명을 업고 다니는 느낌이 들 정도로 몸이 무거운 상태였습니다. 비가 올 때는 눈물이 날 정도로 통증이 심해서 찜질기를 계속 켜 놓은 상태로 울면서 하루를 보냈다고 합니다. 증상의 호전이 없으면서 갑자기 두통과 열이 40도까지 올라가는 상황이 나타났으며, 치료받고 열은 내려갔지만 두통은 계속되었습니다. 당연히 검사상 이상은 없었습니다. 통증이 지속되어 다른 병원으로 옮긴 후 섬유근육통으로 확진을 받은 후 심발타 30mg를 복용하였으나 증상의 호전이 전혀 없었습니다. 속 울렁거림과 두통이 심해져서 심발타 60mg로 용량을 올리고 난 후엔 가슴 두근거림, 식은땀, 어지럼증의 부작용이 와서 약 복용을 중단했습니다. 새로 리리카 처방을 받았는데 더 큰 부작용이 와서(구토와 몸을 움직일 힘조차 없어지고, 숨참과 심장이 터질 듯한 두근거림과 호흡곤란이 나타남) 중단하고 익셀을 복용했지만 똑같은 부작용을 겪었습니다. 그 후 증상은 더 나빠져서 양약을 끊고 찜질과 파스에 의존하면서 지냈습니다. 2년 동안 양방 병원 여러 곳과 한의원을 다녀도 효과가 없었으며 증상은 심해져서 하던 일도 전혀 못 하고 3년 동안 집 밖으로 나가기 힘든 상태였습니다. 가만있으면 그나마 좀 나은데 움직이면 더 아프니 집에서 누워만 있었답니다. 특징적인 것은 아프기 전엔 어떤 음식이던 먹는 데 상관없었으나 아프고 난 후에는 특정 음식을 섭취하기만 하면 통증이 더욱 심해지는 상황이 되어 음식 섭취 자체에 대해 두려움이 생겼다고 합니다. 이렇게 된 지가 7년째입니다. 걸어 다닐 수가 없어서 저희 한의원에 비대면 진료를 신청하여 한약을 투여했습니다. 습담과 습열에 효과적인 한약을 병용 투여 후 증상이 호전되었으며 3개월 정도 지나니 날씨가 습할 때 극심한 통증이 밀려오던 게 대폭 줄었으며 뒷목과 어깨, 견갑 당김과 우둑우둑 뼈 소리 나던 것이 줄어들기 시작했습니다. 병에 걸리게 되면서 등에 뭔가 덩어리진 게 생겨서 아프고 힘들었는데 그게 자잘하게 부서지는 느낌을 받았다 합니다. 그로부터 더욱 증상의 호전이 있기 시작했습니다. 걷기 힘들어서 밖으로 나가기가 어려웠는데 조금씩 일어나서 걷는 횟수가 늘어났으며, 앉아 있기가 힘든 상태였는데 어느 정도 앉아 있을 수 있게 되는 등 제반 사항이 눈에 띄게 좋아졌습니다. 손목과 팔의 통증도 줄어들었습니다. 초반엔 움직이면 아팠는데 어느 정도 통증이 덜하니 걷는 운동을 약간씩 할 수 있었고, 아파서 스트레칭을 할 수 없었는데 조금씩 스트레칭을 하면서 증상이 지속적으로 개선되어 갔습니다. 이런 식으로 무릎 이하부터 통증이 시작되다 전신으로 번진 경우들이 있습니다. 초반에 양약의 효과가 없으면서 각기병의 증상으로 환자가 많은 고생을 하였습니다. 이런 경우는 병을 정확하게 진단 파악하여 환자에게 맞는 한약 처방을 하여야 합니다. 그래야 효과를 볼 수 있으며 이런 경우는 좋아져도 재발이 잘되기 때문에 음식 조심을 반드시 해야 합니다. 습담·습열로 인한 각기병이었습니다.

섬유근육통은 참 다양한 증상을 보입니다. 개인마다 증상이 다르기 때문에 각 개인에게 맞춘 한의학 치료를 해야 하는 것인데요, 그래서 치료가 어렵지 않나 생각됩니다. 전형적인 섬유근육통의 증상 외에도 부수적으로 작열감, 화끈거림으로 고생하고 계신 분들도 제법 있는 것 같습니다. 작열감, 화끈거림은 섬유근육통의 증상에 반드시 속하지는 않지만 여러 다양한 원인으로 인해서 나타나기 때문에 이것 또한 쉽지가 않습니다. 여성의 경우 갱년기증후군으로 나타나는 작열감, 화끈거림이 있고, 장기간의 강도 높은 정신적 스트레스로 인해 가슴 속이 불날 것 같은 화끈거림과 불면증이 있고, 백신 후유증으로 나타나는 작열감과 화끈거림 또는 자가면역질환에 나타나는 작열감과 화끈거림 등 참 다양합니다.

60대 여성분은 전신 작열감, 전신통증, 전신 화끈거림으로 심발타, 센시발, 펜타닐 패치로 버텨 나가고 계셨습니다. 그동안의 병력을 살펴보면 10년 전 어느 날 이유 없이 다리가 저리고 무겁고 찢어지는 통증이 시작됐습니다. 대부분의 양방 병원에서는 허리 검사부터 하라 했으며 허리 검사상으로는 이상이 없었습니다. 혈액검사에서도 염증 수치가 심하지 않았으며 진통제, 근육이완제, 주사제 치료는 차도가 전혀 없었습니다. 시간이 지남에 따라 서서히 열감이 생기면서 그 통증과 화끈거림이 등허리를 타고 올라가 얼굴까지 화끈거리면서 전신으로 퍼져 걷지도 못하고 일상생활을 전혀 할 수가 없는 상황이었습니다. 얼굴과 치아, 턱까지 시큰거리고 화끈거리는 통증에 쪼여 드는 느낌이 들었고, 발이 붓고 아프고 무거워 걸을 수가 없었으며, 허리, 옆구리 등 여기저기 온몸의 화끈거림과 통증으로 심발타, 센시발 복용과 펜타닐 패치를 종아리에 붙이고 있었는데 큰 효과가 없었을 뿐더러 약 복용량을 늘려도 차도가 없었습니다. 그렇다고 약 복용량을 줄이면 역시나 화끈거림 통증이 더 심해졌습니다. 남편 차로 실려 와 입원 치료를 받았으며 한약 투여, 침 치료, 물리 치료(초반 물리 치료는 전혀 효과가 없었음)를 받았습니다. 증상의 차도가 보이면서 복용하던 양약을 줄여 나갔으며 약 한 달간의 입원 치료를 끝내고(물론 이 기간이 고통과 사투의 시간이었습니다) 심발타 60mg만 복용하고 양약을 다 중단한 상태로 한약 복용만 하면서 퇴원하였습니다. 퇴원 후 약 6개월의 한약 복용으로 심발타 복용도 중단하고 일상생활을 할 수 있을 정도까지 되었습니다. 이런 타입은 음식 섭생을 잘못하면 또 재발의 위험성이 상존하므로 철저한 음식 관리만이 건강을 유지하는 길입니다.

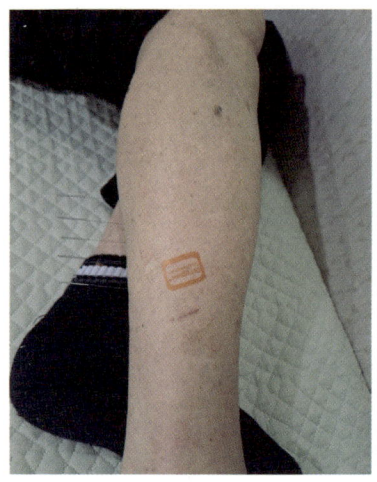

A형 독감 후유증으로 인한 류마티스관절염 의증 증상으로 입원한 환자의 치료 예

나이 60대 후반의 홀쭉한 여성으로 평소에 추위를 잘 탔으며 역류성식도염과 위염, 우측 무릎에 오래된 퇴행성관절염이 있었습니다. 자녀들은 타지에 거주하며 홀로 사셨는데 불편할 때마다 내과와 정형외과를 가끔씩 들러서 치료를 받곤 했습니다. 2023년 5월경 A형 독감에 걸리게 되면서 전신통증과 동시에 양 무릎과 양 손목이 붓고 전신에 열이 났습니다. 치료 후 열은 내렸는데 통증이 가라앉지 않아 다니던 정형외과를 가게 되었으며 스테로이드 소염진통제, 근육이완제 처방을 받았음에도 약간의 증상 경감만 있을 뿐 통증은 지속되었다 합니다. 또한 소염진통제를 복용하게 되면 속이 너무 아파 장기적으로 복용하기도 힘든 상태였습니다. 역류성식도염 때문에 몸을 살짝 높여서 잤는데 속이 쓰리면 통증도 더 심해졌다 합니다. 통증 때문에 혼자 움직이기가 너무 힘들고 하루하루 체중이 빠져 갔습니다. 약 타 먹으면서 버티다가 추석 전 자녀들이 상태가 심함을 알게 되어 바로 응급실에 가게 됐습니다. 응급실 검사 결과 WBC 7,500, CRP 10.5로 급성 류마티스관절염으로 의심되어 수액과 소염진통제 항생제 치료를 받고 시내 대학병원 류마티스내과로 가게 됩니다. 하지만 류마티스내과가 없어져 진료를 못 본다 하여 집으로 돌아와 다시 정형외과와 내과를 다녔습니다. 정형외과에서도 효과가 없자 서울 대형 병원으로 전원 의뢰하려 했으나 병원들이 파업 중이고 예약이 밀려서 몸은 아픈데 기약이 없었습니다. 일상생활이 힘든 환자를 자녀들이 고민하던 중 저희 한의원에 입원하게 되었습니다. 당시 상황을 보면 통증으로 눕기가 힘들어 잠을 제대로 자지 못하였는데, 옆으로 누우면 침대에 닿은 어깨와 무릎이 아팠고, 반대 방향으로 돌리면 옮겨야 할 무릎이 아파서 손으로 무릎을 바쳐 들며 옮겨야 했습니다. 그럴 때마다 통증으로 신음하였습니다. 제대로 편안하게 잠을 못 잤습니다. 몸 여기저기 만지는 곳마다 통증 때문에 신음 소리를 냈습니다. 특히 부은 무릎관절과 부은 좌측 손목이 가장 문제였는데, 여러 병의원에서의 치료로 초기 독감 걸렸을 때 퉁퉁 부었던 관절이 많이 가라앉았다고는 하지만 부종과 열감이 그래도 심한 편이었습니다. 정형외과에서 한번 물을 뺐었고, 본원에서도 입원 시 양 무릎관절에 물이 차 있어 3회에 걸쳐 물을 뺐습니다. 걸을 때 다리를 들기 힘들어 다리를 끌면서 걸어야 했고 무릎을 움직일 때마다 뚜걱뚜걱 소리가 나면서 통증으로 힘들어했습니다. 입원실 계단을 오르락내리락하기 힘들어했습니다. 내과에선 독감 후유증으로 독감이 뼈로 들어갔다고 했답니다. 혈압약, 고지혈증약을 복용하고 있었는데 고지혈증약 복용 시 통증이 심해져서 본인이 임의로 중단한 상태였습니다. 독감 걸린 후 달콤하고 시큰한 맛의 음식을 먹으면 통증이 심해지는 걸 느껴 좋아하던 과일을 끊어 버렸고 단맛 나는 음식 자체를 멀리하였습니다. 통증 때문에 너무 힘들어 사는 희망이 없어지고 아침에 눈뜨는 게 싫었다고 합니다. 겉으로는 멀쩡하니 사람들이 꾀병으로 아는 것 같다고 속상해했으며 모든 사람들과의 연락도 중단했습니다. 섬유근육통이나 류마티스는 바이러스성으로 오기도 한다고 알려졌습니다. 발병 상황이 8개월째였지만 류마티스관절염 검사는 안 했기 때문에 의심이 가지만 류마티스관절염으로 진단할 수 없었고 섬유근육통이라 하기엔 아직 힘들어 보였습니다. 본원에서 류마티스관절염과 섬유근육통에 공통적으로 투여할 수 있는 여러 한약 처방이 준비되어 있었기 때문에 진찰 후 바로 투약하였습니다. 만지면 아파했기 때문에 침 치료는 최소 자극으로 했으며 물리 치료도 좀 버거워하셨습니다. 치료 시 무릎통증 때문에 침대로 올라가는 걸 힘들어했습니다. 입원 치료 10일이 지나고 15일이 지나면서 물이 차 부어오르고 뜨겁던 무릎관절과 손목관절의 열감이 눈에 띠게 줄어들었으며 본인이 느낄 정도로 걷는 것도 나아지기 시작하였습니다. 입원 20일째 인근 의원으로 혈액검사 의뢰를 하였고 CRP 6.08, ESR 99가 나왔습니다. 응급실 검사 시 ESR은 없었기에 비교할 수가 없었습니다. 간수치 검사는 응급실 검사 때와 변화가 없었습니다. 입원 30일째 무릎을 옮길 때마다 무릎 속이 마쳐서 시큰거리는 게 없어졌으며, 무릎관절 부위가 두둑거리면서 소리 나던 게 확연히 줄어들었고, 허리를 펴기 힘들어서 구부정하게 다녔는데 펼 수 있게 되었습니다. 밤마다 자는 게 불편해서 뒤척거리고 몸 옮길 때마다 아구구 소리 내던 게 대폭 줄어들었습니다. 병의원에서 진료받을 때 의자에 앉아 있다 일어나기가 힘들어 항상 서 있는 자세로 진료받았는데 편하게 앉았다 일어날 수 있게 되었습니다. 독감 걸린 후 양 무릎 속이 뭔가 꽉 차 있고 무거웠던 게 치료하면서 점차 줄어들어서 거의 없어졌다 했습니다. 며칠 간격으로 무릎관절에 물을 빼도 바로 차곤 했었는데 좋아진 이후로 물이 차지 않고 무릎관절이 부어서 피부가 탱탱하던 게 쭈글쭈글해지기 시작했습니다. 무릎관절의 열도 다 떨어져서 거의 정상이 되었습니다. 자녀분들이 너무 기뻐하면서 감사의 인사를 받았습니다. 이런 경우 초기 치료가 잘못되면 류마티스관절염으로 진단될 가능성이 많고 평생 류마티스약을 복용해야 하는 상황이 될 수도 있었습니다만, 초기의 적절한 한약 치료로 제반 증상이 좋아지며 치료를 마무리하였습니다.

극심한 스트레스로 생긴 급성 우울증과 목과 팔다리의 작열감

20대 후반의 명랑하고 착하고 평범했던 여자 환자로, 남자친구와 헤어지고 한 달 동안을 집 안에서 슬프게 보냈습니다. 그 슬픔이 조금 가시려는 때에 갑자기 집안 형편이 안 좋아지게 되면서 너무나 힘든 상황에 처했다고 합니다. 그 극심한 스트레스 후 어느 날 근육이 바늘로 찌르는 것처럼 콕콕 쑤시면서 피부가 쪼이는 느낌이 들고 목과 어깨의 피부가 따끔따끔해지면서 서서히 팔이 불타는 느낌이 나타나기 시작했다 합니다. 가만있으면 팔의 불타는 느낌이 점점 심해져서 손을 자주 움직여 줘야 했습니다. 손을 움직여 주면 증상이 줄어들었는데 밤새 움직여 줘야 하니 잠을 못 잤답니다. 누우면 천천히 목과 어깨, 팔이 아파 오면서 가슴 속에서 뜨거운 열감이 지속되며 얼굴로 열이 올라간다고 했습니다. 그러면 가슴이 두근거리면서 엄청나게 불안하고 이명이 크게 들린다고 합니다. 전에도 이명이 가볍게 있곤 했는데 몸이 아프면서 이명 소리가 굉장히 커졌다 했습니다. 자율신경 검사를 하니 자율신경에 문제가 생겼다 했고, 목디스크 검사를 하니 목에는 이상이 없다 했습니다. 평소 건강하고 헬스도 해서 몸에 아무런 문제가 없었기에 환자는 이런 상황을 받아들이기가 힘들었습니다. 처음엔 체력이 좋아서 잠을 못 자도 그리 피곤하지는 않았으나 시간이 갈수록 피곤해지며 일을 할 수가 없었습니다. 초반엔 어깨와 팔에만 화끈거림, 따끔거림이 있었는데 다리, 허벅지에까지 나타나기 시작했습니다. 견디다 못 해 정신과에 가서 우울증과 신체화 증상이라는 진단과 함께 처방을 받았습니다. 아빌리파이 2mg, 알프람정 0.25mg, 렉사프로정 10mg, 리보트릴정, 트리코티정 25mg을 복용하면서 팔의 통증과 가슴의 열감, 얼굴의 열감이 줄어들고 가슴 두근거림도 없어져 잠도 잘 수 있게 되었습니다. 그러나 여러 정보를 종합한 결과 정신과 약을 일단 복용하기 시작하면 나중에 중단하기 힘들고 통증의 원인 치료가 힘들다 하여 정신과 약 복용을 중단하고 다른 치료를 알아보기로 결심했습니다. 정신과 약 복용을 중단하니 다시 팔이 저릿하면서 아파 오고 열감이 나타났으며 잠이 안 오기 시작하여 50여 일간 깊은 잠을 자지 못했습니다. 많이 자도 2~3시간 정도였으며 사그라들었던 가슴 속의 모닥불도 불타오르기 시작했습니다. 인지능력이랑 기억력이 많이 떨어지고 말문이 막혀서 주로 듣기만 했으며 누가 뭘 물어보면 동문서답하는 등 너무도 힘들어하던 시기에 본원의 한약 치료를 받고 한 달 후 완전치는 않지만 제반 증상의 호전이 왔습니다. 다시 1개월 투여 후 콕콕 쑤시고 따끔하던 증상이 없어졌습니다. 가슴 속에 불이 나서 미칠 것 같던 느낌이 없어졌습니다. 3개월째 투여 후 어깨와 팔의 약간의 쪼임 증상만 남기고 제반 증상이 호전되었습니다. 치료를 끝내고 한약 복용을 중단하면 다시 증상이 나타나지 않을까 환자는 계속 걱정을 했습니다. 그런 끔찍한 고통을 다시는 겪고 싶지 않다 했습니다. 극심한 스트레스만 받지 않으면 그런 일은 절대 일어나지 않을 것이라 안심시키고 치료를 마무리했습니다. 대부분의 환자분들은 초기 발병 시 정형외과나 신경정신과를 다니고 오랜 시간이 지나서야 한의원 오십니다. 오랜 시간이 지나면 그만큼 치료는 힘들어집니다. 이분은 발병 2개월째에 과감히 정신과 약을 끊고 치료받은 케이스로, 4년이 지난 현재 직장을 잘 다니고 있으며 건강했을 때는 전혀 몰랐던 아픈 사람들의 고통을 알게 되었고 봉사하는 마음으로 소중한 삶을 살아가고 있습니다.

10. 섬유근육통과 우울증은 여성에게 많이 발생한다

섬유근육통은 남성보다 여성들에게 더 많이 생깁니다. 통계상으로 여성의 발생 비율이 무려 9배나 높다 합니다. 우울증도 그렇습니다. 여성의 신체는 남성에 비해 뼈대가 약하고, 근육이 적고, 지방이 많으며, 생리, 임신과 출산, 갱년기와 폐경이라는 특수한 상황들이 있기 때문에 더 그러지 않나 생각됩니다. 생리통과 생리전증후군, 산후우울증과 산후풍, 갱년기우울증 등 여성들에겐 남성들보다 질병에 쉽게 노출될 수 있는 상황들이 있습니다. 그리고 가장 취약한 위장 기능의 문제가 있습니다. 위장 기능의 문제는 유전적인 경향이 강하고 가족력이 있습니다. 주로 모계 계통과 관련이 있는 것 같습니다. 속 울렁거림, 어지럼증, 편두통 등은 위장 기능의 문제로 섬유근육통과 밀접한 관계가 있습니다. 위장 기능이 허약하면 습담이 많이 생깁니다.

11. 섬유근육통, 근막통증증후군, 복합부위통증증후군

섬유근육통과 근막통증증후군엔 교집합적인 부분이 있습니다. 근막통증증후군과 섬유근육통은 엄연히 다른 질병으로 인식되고 있지만 그 정확한 경계는 모호할 수 있습니다. 일부 섬유근육통은 근막통증증후군과 공유점을 가지고 있습니다. 즉 근막통증증후군 환자들과 일부 섬유근육통 환자들은 근막의 유착이란 공통점이 있다는 뜻입니다. 그래서 근막통증증후군이 잘 낫지 않고 시간이 지나면 섬유근육통으로 발전하는 것 같습니다. 이런 경우 섬유근육통 한약 처방이나 근막통증 한약 처방은 같습니다. 그리고 국소 부위에 도침 시술을 합니다. 도침은 범위가 넓은 전신적 섬유근육통에는 적용하기가 힘듭니다. 일일이 근막의 유착을 다 푸는 게 절대 쉽지 않습니다. 도침 치료를 받으면 오래되어 굳었던 근막의 유착도 눈에 띄게 풀리게 됩니다. 어깨를 짓눌렀던 느낌이나 어깨에 무거운 가방을 멘 느낌들, 뒷목의 당김이나 뻐근한 느낌과 두통들이 좋아지게 됩니다. 시원하다고 말씀을 하십니다. 이런 경우는 근막통증증후군이나 일부 섬유근육통의 원인이 같다는 것을 의미합니다. 그러나 모든 섬유근육통 환자가 근막통증증후군처럼 앞의 치료에 적용되는 것은 아닙니다. 섬유근육통 환자의 어깨나 목, 견갑 등이 뻐근하거나 당기거나 만만하게 굳거나 뒤에서 잡아당기는 증상이 있어도 근막통증처럼 도침의 적용이 안 되는 경우가 많습니다. 도침이 적용되는 섬유근육통 환자들은 제한적입니다. 근막통증증후군은 원인과 증상이 단순해도 섬유근육통 환자들은 증상과 원인이 다양하기 때문입니다. 따라서 이런 질환에 대해서 얼마나 잘 파악하고 적절한 치료를 시행하느냐에 따라서 치료 효과의 차이가 많이 나기 마련입니다. 한약 치료를 시작하면 빠르게 증상의 개선이 나타나는 경우가 많습니다.

근막통증증후군은 일반적으로 국소 부위 한군데나 여러 군데의 근막에 염증이나 통증이 있는 것입니다. 오래되면 근막의 유착과 손으로 만져지는 근육의 띠(타우트 밴드)가 나타나는데 이를 트리거 포인트라 합니다. 전형적인 섬유근육통의 경우 근막의 염증이나 통증이 오래되면 근막의 유착과 압통점이 나타나고 증상이 심해지면 극심한 전신통증과 날씨 변화의 영향을 받으며, 우울증 같은 신경정신 증상이 같이 동반됩니다. 전형적인 섬유근육통 외의 일반 섬유근육통은 근막의 유착이 없고, 신경정신 증상이 나타나지 않으며, 날씨의 변화에 영향을 받지 않습니다. 복합부위통증증후군은 국소 부위의 부상과 염좌, 골절 또는 수술 후 시간이 지나 회복될 통증이 회복되지 않고 관절통증, 신경통증, 근육경직, 수면장애, 방향감각 상실, 머리카락과 손톱 성장 변화, 피부 변색, 피부 온도 차이 등으로 나타나는 것입니다. 이는 한의학의 어혈(瘀血)과 어열(瘀熱) 증상에 속합니다. 보통 국소 부위의 통증이지만 수술 후 통증이 전신으로 퍼져 나가기도 합니다. 전신통증으로 가게 되면 이는 섬유근육통이 같이 생기게 된 것입니다. 여기서 섬유근육통과의 연관성이 있게 됩니다.

12. 섬유근육통에 동반되는 질병들

1) 우울증

섬유근육통 환자분 중 30%는 신경정신적 증상을 보인다고 합니다. 대표적인 신경정신 증상이 우울증입니다. 우울증과 섬유근육통은 다른 병이지만 섬유근육통의 원인이 일부 우울증의 원인이 됩니다. 즉 병명은 달라도 원인은 똑같다는 것입니다. 따라서 섬유근육통에 처방하는 한약과 우울증에 처방하는 한약이 비슷합니다. 마치 심발타 같은 우울증약을 섬유근육통에 투여하는 이치와 비슷합니다. 섬유근육통과 우울증이 있을 시 복용하는 대표적인 양약이 심발타(둘록세틴)입니다. 모든 섬유근육통 환자들이 우울증약을 복용하는 것은 아닙니다. 마약성진통제, 리리카, 소염진통제만을 복용하는 환자들도 있습니다. 섬유근육통의 한의학적 원인이 여러 가지인 듯이 우울증의 한의학적 원인도 여러 가지입니다. 이 중에 섬유근육통과 우울증을 동시에 일으키는 한의학적 공통적인 원인이 있습니다. 섬유근육통과 우울증이 겹치면 전형적인 섬유근육통 증상 외에 우울증의 증상인 우울감, 불면증, 피로, 가슴 두근거림, 불안감, 속 울렁거림과 소화불량 및 구토감, 어지럼증, 가슴 답답함, 목구멍의 이물감 등이 나타날 수 있습니다. 가슴 답답함과 목구멍의 이물감은 역류성식도염에도 나타나는데, 섬유근육통은 역류성식도염과도 연관성이 있기 때문입니다. 우울증 증상 중의 일부인 가슴 답답함과 식도가 좁아지는 느낌, 숨쉬기 힘든 느낌, 목구멍의 이물감은 역류성식도염 증상과도 거의 같습니다. 따라서 역류성식도염과 우울증, 섬유근육통은 서로 연관성이 있습니다. 물론 우울증 증상에 역류성식도염 증상이 반드시 나타나는 것은 아닙니다. 마찬가지로 역류성식도염이 있다고 반드시 우울증이 있는 것은 아닙니다. 다만 서로 공유하는 증상들이 있습니다. 그래서 양의학에선 역류성식도염에 우울증 약을 처방하기도 하고, 우울증에 역류성식도염 약이나 기타 위장약을 처방하기도 합니다. 섬유근육통도 마찬가지입니다. 서로의 연관성이 있습니다. 우울증만 있다가 섬유근육통이 발생하기도 하며 섬유근육통만 있다가 우울증이 발생하기도 합니다. 섬유근육통 때문에 스트레스를 심하게 받아서 우울증이 생길 수 있지만 우울증은 저절로 생깁니다.

2) 류마티스관절염

히포크라테스가 류마티스를 나쁜 체액의 흐름으로 정의하고 섬유근육통이나 류마티스관절염을 류마티스에 포함시켰듯이 섬유근육통과 류마티스관절염은 많은 연관성이 있습니다. 지금은 류마티스관절염의 진단 기준을 정하여 관절에만 나타나는 경우로 제한시켰지만 섬유근육통과 류마티스관절염이 혼재하는 경우가 상당히 많습니다. 류마티스 관절염과 유사 증상을 갖고 있었지만 검사상 류마티스관절염으로 나오지 않았던 환자가 몇 년이란 시간이 흐른 뒤 류마티스관절염으로 진단되기도 합니다. 섬유근육통 의증 증상을 가지고 있는데 검사상 이상이 없다가 시간이 흐른 뒤 다시 검사를 하면 류마티스관절염으로 나오기도 합니다. 섬유근육통의 유형 중 날씨의 영향을 받지 않는 섬유근육통이 있다고 했는데 이런 경우가 나중에 류마티스관절염으로 진단될 가능성이 많습니다. 류마티스를 보통 류마티스관절염이라 부르기도 하는데 엄밀한 의미에서는 류마티스와 류마티스관절염은 구분하는 게 좋을 것 같습니다. 류마티스관절염의 진단 기준이 있지만 섬유근육통과 증상이 상당히 유사하다는 것과 류마티스관절염의 특징인 아침 기상 시 손의 조조강직과 손이 붓는 것 등이 일부 섬유근육통에도 나타난다는 점, 그리고 피로감, 식욕부진, 전신 쇠약감도 섬유근육통에 나타나며 여성들에게 많다는 점이 많은 유사점을 가지고 있습니다. 따라서 류마티스관절염으로 진단받아도 섬유근육통이 혼재되어 있는 경우가 상당히 많기 때문에 류마티스관절염약을 복용해도 증상이 안 좋다면 섬유근육통을 무조건 의심해 봐야 합니다. 왜

냐하면 류마티스관절염 진단에 가려서 섬유근육통 진단을 못하기 때문입니다. 류마티스관절염 환자 중 비 오기 전이나 흐린 날씨에 관절의 통증이 심해지는 경우에는 기압 차가 관절의 활액낭에 영향을 줘서 아프다는데 그건 잘못 알려진 것이고, 섬유근육통이 있어서 그렇다는 게 제 개인적인 생각입니다. 류마티스관절염에 투여하는 여러 한약 처방 중의 일부 처방과 섬유근육통에 투여하는 여러 한약 처방 중의 일부 처방이 똑같습니다. 역시나 공통적인 효과를 발휘합니다. 류마티스관절염에 나타나는 관절 변형은 섬유근육통에도 나타납니다. 류마티스관절염에만 나타나는 것은 아닙니다. 류마티스 관절염과 섬유근육통은 아주 밀접한 관계가 있습니다. 조조강직이란 아침에 자고 일어나서 또는 오랜 시간 한 자세로 있는 경우 관절이 뻣뻣해져 움직이기 힘들다가 시간이 조금 지나서야 움직이는 것이 좋아지는 현상을 말합니다. 류마티스관절염에서는 이러한 조조강직이 1시간 이상 지속되는 것이 특징입니다.

3) 생리통

섬유근육통 환자의 대다수가 여성이기 때문에 여성들의 생리통을 생각하지 않을 수 없습니다. 여성 섬유근육통 환자 중 생리 시기에 통증이 심해지고 생리가 끝나면 완화되는 경우가 종종 있습니다. 날씨가 흐리거나 비가 오려 하면 몸 컨디션이 안 좋아지면서 통증이 심해지거나 정신 증상이 심해지는 경우가 있습니다. 생리전증후군(PMS)이나 편두통이 같이 나타날 수 있어서 상당히 힘듭니다. 당연히 어지럼증과 속 울렁거림도 나타납니다. 주기적으로 증상이 가볍게 나타났다 사라지기도 하지만 심해지면 일상생활도 하기 힘들어집니다. 진통제는 효과가 없습니다. 이런 증상의 섬유근육통을 치료하다 보면 약 2~4개월이 지나면서 생리통이 대폭 감소하여 생리를 하고서야 비로소 생리가 시작된 줄 아는 경우도 있었습니다. 편두통 발작도 고질적이 아니라면 많이 감소되었습니다. 섬유근육통은 신경정신계통 병과 연계돼서 나타나기도 하는데 섬유근육통에 불면증, 어지럼증, 불안장애, 우울증, 공황장애, 조현병의 망상, 환청, 환시 등 신경정신 증상이 동반되기도 합니다. 치료를 하면 증상들이 같이 줄어들기도 합니다. 이는 섬유근육통을 일으키는 한의학적 원인 중의 하나가 신경 정신 증상을 일으키는 원인 중의 하나가 되기도 한다는 뜻입니다. 즉 원인은 같은데 증상은 다양하게 나타난다는 뜻입니다.

4) 신경병증성 증상

섬유근육통엔 팔다리 저림 증상들이 나타나기도 합니다. 이를 말초신경병증이라 합니다. 말초신경이 포착되어서 그 이하로 저리고 시리고 감각이 둔하고 벌레가 기어가는 것 같거나 화끈거리기도 하는 등의 여러 감각 이상 증상을 호소하는 신경포착증후군입니다. '저려요', '시려요', '벌레가 기어가는 것 같아요', '시큰해요', '화끈거려요', '따끔거려요', '감각이 둔해요' 등으로 신경이 지나가는 곳은 어디든 생길 수가 있습니다. 이런 경우는 신경이 눌리거나 신경 가는 길이 좁아져서, 또는 신경에 염증 반응이 일어나서 생길 수 있습니다. 이는 디스크나

협착 등으로 신경이 자극받아 저린 것과는 다릅니다. 당뇨병으로 혈액순환이 덜되어 저린 것하고도 다릅니다. 몸속의 노폐물인 어혈과 습담이 신경에 미세하게 자극을 주기 때문에 저린 증상이 나타나는 것입니다. 신경포착은 발생한 지 얼마 안 되고 간단한 경우라면 침이나 도침 치료 한 번으로 드라마틱하게 좋아지기도 합니다. 하지만 몇 년 이상 오래된 경우라면 신경포착의 원인이 되는 어혈이나 습담을 한약으로 녹여 없애야 저린 게 없어집니다. 따라서 치료 기간이 좀 걸립니다. 필자가 근막통증증후군, 섬유근육통, 우울증 환자 치료시 한약 처방으로 오래된 팔다리의 저림과 피부 감각의 무딤 등이 사라진 케이스가 여럿 있습니다.

섬유근육통에 화끈거림 작열감이 동반되는 경우가 있습니다. 한의학적인 원인을 보면 여러 가지가 있겠으나 습열로 인한 각기병에 작열감, 화끈거림이 나타납니다. 얼굴의 열감부터 심하면 혀의 작열감과 혀가 부은 느낌, 찌릿함, 갱년기증후군처럼 얼굴에 열이 확 올라오기도 합니다. 스트레스로 인하여 나타날 수도 있고 독감 후유증이나 백신 접종 후유증, 염증을 일으키는 음식물의 장기간 섭취로도 나타날 수 있습니다. 보통 목이나 어깨, 등, 팔, 다리, 허리, 무릎, 손가락부터 부분적으로 시작되어 점차 퍼지는 경향이 있습니다. 물론 허리, 다리까지 다 퍼지기도 합니다. 저리는 느낌, 찌릿한 느낌, 소름끼치는 느낌, 콕콕 쑤시는 느낌, 쪼이는 느낌, 욱신거리는 느낌, 화끈거리는 느낌이 있습니다.

13. 섬유근육통을 악화시키는 요인

1) 과도한 정신적 스트레스

통증을 악화시키는 요인이 모든 섬유근육통 환자들에게 적용되는 것은 아닙니다. 흔히 스트레스는 만병의 근원이라고 합니다. 예전의 단순한 사회보다 복잡다단하고 빠른 속도로 변화하는 현대 사회에서는 과도한 경쟁으로 스트레스받는 게 훨씬 심할 것입니다. 그래서 신경정신성질환 환자들이 늘어나는 것 같습니다. 대표적으로 우울증을 들 수 있습니다. 섬유근육통 환자들에게 신경 쓰고 스트레스받으면 통증이 심해진다는 말을 종종 듣곤 합니다. 여기서의 스트레스란 심하게 짜증 냄과 화냄 등을 말합니다. 현대인들 대부분은 아주 가벼운 스트레스 속에서 생활합니다. 살아가면서 이것저것 신경 쓰지 않을 일이 없습니다. 이런 가벼운 스트레스가 병을 일으키지는 않습니다. 자극이 되어 오히려 생활의 활력소가 될 수도 있습니다. 너무 신경 쓰거나 짜증 내거나 화를 내서 통증이 심해지는 섬유근육통 환자들이 있는 반면에, 화를 내고 짜증을 내도 통증이 심해지지 않는 섬유근육통 환자분들도 있습니다. 섬유근육통 환자 중 치료로 인해 통증이 대폭 개선되었지만 부부간의 지속적인 다툼 때마다 통증이 악화되는 분이 있었습니다. 합의하여 몇 개월 숙려 기간을 가지면서 서로 얼굴 안 보고 마음을 내려놓았을 때 남아 있던 통증이 거의 사라진 경우도 있었습니다. 민감한 분들은 가벼운 스트레스에도 통증이 심해짐을 느낀다 합니다. 이처럼 과도한 스트레스는 섬유근육통 환자들에게는 독약과 같습니다.

2) 음식

섬유근육통에 걸리기 전에는 어떤 음식도 다 먹을 수 있었는데 병에 걸리고 나서부터 특정한 음식들을 먹으면 통증이 심해져서 먹기가 겁이 난다는 환자분들이 있습니다. 이런 경우가 섬유근육통 습담형, 습열형(각기병)에 많이 나타납니다. 우리가 먹는 음식 중 위장에서 소화되어 체내에 흡수되는 과정에서 안 좋은 반응 등으로 염증과 통증을 더 가중시키는 것 같습니다. 저는 사상체질의학을 하지는 않지만 한의학에서 말하는 체질에 맞는 음식이라는 것이 증상이 심한 분들한테는 조금은 적용될 수 있는 게 아닌가 생각이 듭니다. 즉 체질식으로 병이 낫진 않지만 증상 호전이 있다는 것인데요, 개인적 특이성을 어느 정도 인정해야 한다고 봅니다. 아침에 커피 한잔으로 머리도 맑아지고 기운도 나서 일하기에 좋다는 여성분들이 많습니다. 하지만 민감한 분들은 가슴이 두근거리며 잠도 못 자고 속도 쓰리다고 합니다. 몸 아프기 전에는 커피를 자주 마셔도 괜찮았는데 몸 아프고 나서 커피를 마시면 통증이나 가슴 두근거림이 심해진다는 분들이 많습니다. 이것은 내 몸에 이상 변화가 오면서 아프기 시작한 것이기 때문에 예전에는 괜찮았던 음식들이 안 좋게 작용하는 것입니다. 같은 음식을 여러 사람들이 먹을 때 누구는 괜찮고 누구는 탈 나서 고생하듯이 여러 반응들이 나타나는데, 통증 때문에 고생하시는 분들은 음식 섭취에 신경을 써야 할 것 같습니다. 한의학에서 밀가루는 성질이 따뜻하고 맛이 달며 소화기계통의 기능을 도와 장위를 든든하게 하고 기력을 강하게 하며 오장의 기능을 돕는다 하였습니다. 또한 오랫동안 먹으면 몸이 튼튼해진다 하였습니다. 이상은 밀가루가 우리 몸에 좋은 음식이란 것입니다. 다만 공급이 적다 보니 수입을 하게 되고 곡식을 장시간 배에 실어 운송하고 더운 곳을 지나게 되면 벌레가 생기고 곰팡이가 생긴다 합니다. 부득이 살충제와 방부제를 사용할 수밖에 없다 하고 표백제도 넣어 하얗게 만듭니다. 그래서 일반 밀가루는 여름에 밖에 내놔도 벌레가 먹지 않습니다. 몇 개월 놔둬도 상하지도 않습니다. 이러한 밀가루이니 위장에 들어오면 소화가 잘 안됩니다. 또 밀가루로 만든 음식들은 온갖 식품첨가제가 들어갑니다. 식품첨가제가 섬유근육통을 악화시킨다는 사실은 이미 밝혀졌습니다. 사실 요즘 같은 시대에 건강한 먹거리를 찾기가 힘듭니다. 육류는 우리 몸을 보하는 좋은 음식인데 구제역과 조류독감 예방을 위한 조치로 가축들이 많은 약을 투여받고 있으며 빠른 대량 생산을 위해 사료에 항생제와 성장호르몬제 등을 투여합니다. 이렇게 사육된 고기를 먹으면 우리 몸에 염증 물질이 많이 발생한다 합니다. 우리 식탁에 오를 때 우리 몸에 영향을 끼칠 것은 자명한 일입니다. 아예 안 먹을 수는 없고 가급적 조심해서 먹어야 합니다. 농사에 농약을 치지 않는 경우는 거의 없습니다. 우리의 먹거리 대부분이 오염되어 있습니다. 따라서 습담형이나 습열형으로 몸이 안 좋은 분들은 더욱더 건강한 먹거리에 신경을 써야 합니다.

권장 음식은 오염되지 않은 적절한 육류 섭취는 기본이며 설탕 함량이 적고 가공하지 않은 음식들을 먹는 것이 좋습니다. 과일, 채소, 통곡물, 콩류, 생선, 견과류, 씨앗류, 올리브오일 등입니다. 당근, 시금치, 호박, 토마토, 양파 등은 항염증 작용을 한다고 알려져 있습니다. 콩과 식물과 통곡물에 든 식이섬유도 항염증에 도움을 준다고 합니다. 콩류에 다량 함유된 이소플라본도 염증을 줄여 준다 합니다. 오메가3 지방산이 풍부한 생선이나 카놀라유, 아마기름과 같은 식물성오일과 녹색 잎 채소 등도 좋습니다. 아마인은 한의원에서 한약 처방에 많이 사용되는 약재 중의 하나이기도 합니다. 올리브오일에는 불포화지방산이 풍부하게 들어 있는데 미국 관절염협회에 따르면 염증과 통증을 감소시키는 데도 도움을 준다고 합니다. 아몬드, 호두 등의 견과류에 든 불포화지방산도 염증을 줄이는 음식군에 속합니다.

가급적 적게 먹거나 조심해야 할 음식으로는 간단히 조리할 수 있도록 가공된 식품, 설탕이 많이 들어간 음료와 과일주스, 과자, 케이크, 빵 등입니다. 이런 음식은 영양적 가치는 떨어지면서 혈당을 높여 염증을 발생시킵니다. 나쁜 콜레스테롤 수치를 올리는 소금, 포화지방 등의 함량이 높습니다. 이는 체내 염증을 유발하며 소화기계통에 악영향을 주고 염증성 유전자를 활성화해 각종 질병의 원인으로 지목되기도 합니다. 백밀가루로 만든 빵과 면, 정제된 밀가루로 만든 음식 등도 염증을 촉진합니다. 햄과 소시지는 고기 100%가 아닌 각종 첨가물과 보존제 밀가루가 섞여 있는 경우가 많습니다. 몇 년 전 방송에 나와 문제가 되었었죠.

14. 여러 유형들을 분석함

섬유근육통의 발생 부위에 따른 유형

섬유근육통은 발생 부위에 따라서 크게 두 가지 유형으로 나눌 수 있습니다. 하나는 우리 몸의 상체부인 머리와 목, 어깨, 팔, 등, 견갑에서 발생하는 경우이고 하나는 허리 아래부터 허벅지, 무릎, 종아리, 발목에서 발생하는 경우입니다. 상체에서 발생한 통증이 하체로 내려가기도 하고 하체에서 발생한 통증이 상체까지 올라가기도 합니다. 하지만 상체에서 발생한 통증이 하체까지 내려가는 경우는 별로 없습니다. 만약에 나타난다 하면 새로운 2차 섬유근육통이 발생한 것입니다. 하체에서 발생한 통증이 상체로 올라가 전신통증이 되기도 하는데 이런 경우 작열감을 동반하는 경우가 있습니다. 상체나 하체에서 발생한 통증이 낫지 않고 수술 후 혹은 독감이나 감기에 걸린 후에(바이러스) 극심한 통증이 나타날 수 있습니다. 이것도 2차 섬유근육통이 발생한 것입니다. 각각의 발생 상황에 따라서 한의학적인 원인이 다르고 당연히 각 개인의 증상도 다르게 되며 치료법도 달라야 합니다. 상체에서 발생되는 경우는 주로 뒷목과 어깨, 팔, 견갑 부위인데 한의학적 원인으로 습담증(濕痰證)이 제일 많습니다. 그다음이 비증(痺證)입니다. 목의 X-ray, MRI 검사상 이상은 없으나 항상 뒷목의 당김과 뻐근함, 묵직함, 어깨에 무거운 짐을 짊어진 듯한 느낌이 있습니다. 등과 목, 어깨,

팔의 화끈거림과 찌릿함, 시큰거림, 피부의 따끔거림, 쪼임도 있습니다. 어깨와 팔, 손가락까지 저릴 수가 있으며 손힘이 빠지기도 해서 물건 들기가 힘들 수 있습니다. 벌레가 기어가는 느낌도 나타날 수 있습니다. 피부 감각의 이상도 나타날 수가 있습니다. 손가락끝부터 시작한 통증이 시간이 지남에 따라 팔과 어깨, 목으로 올라갈 수 있으며 근육의 경련과 쑤심, 편두통, 어지럼증의 증상도 나타날 수 있습니다. 심하면 얼굴이나 입속으로 퍼지기도 합니다. 하체에서 발생하는 경우는 한의학적 원인으로 습열증(각기병)이 제일 많습니다. 발목과 발, 허벅지, 종아리 부위의 통증인데 검사상 이상이 없음에도 걸을 수 없어서 활동의 제약이 나타나기 때문에 문제입니다. 발바닥이나 발, 종아리, 허벅지의 화끈거림, 부종, 시큰거림, 당김, 저림, 쥐남, 찢어지는 듯한 통증과 발에 힘이 안 들어가고 천근만근 무거우며, 팔에도 힘이 없어지고, 따끔거리기도 하며, 점차 허리 위 상체로 올라갑니다.

섬유근육통이 어떤 계기에 의하여 발생하는 유형

전형적인 섬유근육통은 특별한 계기가 없습니다. 나도 모르게 서서히 조금씩 증상이 나타나기 시작합니다. 그래서 초기 진단이 어렵습니다. 초기 증상들이 섬유근육통의 진단 기준에 다 부합하지 않기 때문입니다. 그래서 진단 기준이 조금씩 변하고 있습니다. 운동 중 부상으로 발생, 수술 후 발생, 교통사고로 발생, 공사장이나 높은 곳에서 떨어져서 발생하는 경우들이 있습니다. 교통사고가 심한 경우나 공사장이나 높은 곳에서 떨어져 심한 골절이나 내부 출혈이 생긴 경우에 치료가 잘 안되면 전신 섬유근육통으로 발전할 수 있습니다. 감기, 독감 후유증 또는 백신 후유증으로 발생하는 경우들도 있습니다. 이렇게 병이 나타나는 경우가 다양하기 때문에 원인도 다르고 치료법도 다릅니다. 3개월 이상 만성적 통증에 검사상 이상이 없고 진통제 등으로 낫지 않는 병이기 때문에 뭉뚱그려서 섬유근육통라 이름 지었지만 사실은 서로 다른 개별 질병들이며 원인도 다릅니다.

섬유근육통의 날씨 영향 유무에 따른 유형

인체는 자연환경의 영향을 많이 받습니다. 날씨가 추워지면 통증은 심해지기 마련입니다. 따뜻하면 대부분의 통증은 완화되지만 온도가 올라가면 심해지는 통증도 있습니다. 이건 통증의 일반적인 경우이고 섬유근육통은 비 오기 전 습도의 영향을 받는 여부에 따라서 2가지 유형으로 나눌 수 있습니다. 비 오기 전 습도가 올라갈 때 통증이 심해지는 전형적인 섬유근육통과 비 오기 전 습도가 올라가도 통증에 아무런 영향이 없는 섬유근육통이 있습니다. 전형적인 섬유근육통은 압통점이 대부분 존재하며 날씨의 영향을 받지 않는 섬유근육통은 압통점이 거의 없다고 볼 수 있습니다.

15. 섬유근육통(환자분들께 종종 받는 질문)

1) 섬유근육통은 자가면역과 관련이 있나요?

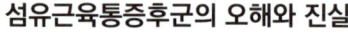
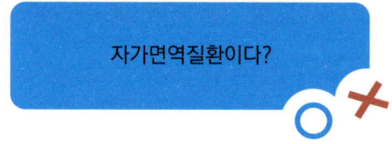

섬유근육통은 여러 질병들과 같이 나타납니다. 섬유근육통에 디스크 질환, 관절질환, 퇴행성질환 등의 근골격계질환이 같이 나타날 수 있으며 류마티스나 쇼그렌증후군 등 자가면역질환과 같이 나타나는 경우들도 있습니다. 우울증, 조현병 등의 신경정신질환과 같이 나타나기도 합니다. 일부에서도 면역기능 저하와 관련이 있는 것으로 보는 견해가 있는데 면역의 정의를 외부에서 내 몸에 침범하는 병을 방어하는 뜻으로 해석한다면 일부 맞는 말이기도 합니다. 섬유근육통의 원인 중 하나인 수술 후 한기(寒氣)나 무더운 날씨의 습열이 그에 해당되기 때문에 그렇습니다. 어떻게 보면 부분적으로 자가면역과도 관련성이 있을 수 있습니다. 자가면역질환인 류마티스관절염의 원인 중 하나를 한의학에서는 풍한습(風寒濕)과 관련이 있다고 보기 때문입니다. 즉 바이러스 질환인 감기나 독감 등의 치료가 잘 안되어 후유증으로 류마티스질환이 될 수가 있는데 한의학에서는 감기나 독감 질환이 풍한습의 기운에 의해 감촉되었다고 보기 때문입니다. 면역 기능이 좋다면 웬만한 감기나 독감은 걸리지 않을 것입니다. 따라서 면역 기능이 참 중요합니다.

2) 섬유근육통은 뇌질환이고 실체가 없는 병인가요?

섬유근육통증후군의 오해와 진실

뇌의 문제이다? ✗

실체가 없는 병이다? ✗

서양 의학적으로 섬유근육통의 원인에 대해 밝혀진 바가 없습니다. 유력한 가설을 보자면 뇌에서 통증 신호를 감지하는 과정에 이상이나 착오가 생긴 것으로 추정하고 있습니다. 뇌에는 통증 신호를 전달하는 기능과 통증 신호를 억제하는 기능을 모두 구비하고 있습니다. 어떤 이유로 통증 신호를 과도하게 전달하거나, 또는 억제하지 못한다면 통증을 심하게 느낀다는 거죠. 즉 환자는 미약한 통증 자극에 대해서도 격렬한 통증을 감지하게 된다는 말입니다. 이렇게 가설을 세운 이유가 통증 부위나 뻣뻣한 부위를 검사해도 전혀 이상이 나타나지 않기 때문입니다. X-ray 및 CT, MRI 같은 방사선검사나 초음파검사, 혈액검사 등에 이상이 나타나지 않습니다. 보통 가벼운 증상이 있는데 검사상 이상이 없다면 이런 경우 대부분 기능적인 문제로 인식하며 심각한 케이스가 거의 없습니다. 저희 한의원에도 이런 가벼운 기능적인 문제로 오는 분들이 많습니다. 그러나 다양한 검사를 받아도 이상 소견을 찾을 수 없는 섬유근육통은 기질적인 이상이 동반되지 않으면서도 병세는 격렬합니다. 환자는 통증 때문에 불면증에 시달리기도 하고 우울증까지 나타날 수 있습니다. 통증의 호전과 악화를 반복하며 순간적인 극심한 통증을 경험하게 되기도 합니다. 통증 부위를 검사해 보면 증상에 비례해서 있어야 하는 기질적인 장애가 발견되지 않습니다. 이런 이유로 섬유근육통을 실체가 없는 병이라는 말을 하기도 합니다. 심지어 꾀병이라고까지 합니다. 이 때문에 속상해하는 환자들이 많습니다. 하지만 환자는 엄연한 팔, 다리, 허리, 목과 등의 통증을 호소합니다. 환자가 느끼는 팔, 다리, 허리, 목의 이상 감각과 통증은 엄연히 실제로 존재하는 것이며 우리의 신경은 정상적으로 그걸 느껴서 뇌에 전달하는 것입니다. 다만 그 이상을 객관적으로 증명할 수 있는 방법이 없어서 그렇습니다. 통증을 느끼는 우리의 뇌는 지극히 정상이고 아무런 문제가 없습니다. 그래서 이런 문제를 한의학으로 치료해야 된다는 것입니다. 섬유근육통은 한의학으로 볼 때 엄연히 실체가 있는 질환입니다. 나의 온몸엔 지금도 한의학적인 통증을 일으키는 원인과 전투가 일어나고 있습니다.

3) 운동으로 섬유근육통을 치료할 수 있을까요?

섬유근육통증후군의 오해와 진실

운동으로 해결할 수 있다?

운동은 혈액순환을 촉진시켜 우리 몸을 활성화시켜 줍니다. 자기 몸에 맞는 가벼운 운동을 꾸준히 하는 것은 분명이 좋지만 운동으로 섬유근육통이 낫지는 않습니다. 몸이 아파 죽겠는데, 몸이 아파 움직이기도 힘든데, 도저히 운동을 할 수가 없는데 그걸 참고 운동하라는 것은 대단히 잘못된 것입니다. 섬유근육통이 그리 간단한 병이 아닙니다. 혹시나 그런 경우가 있을지 몰라도 거의 희박하며 섬유근육통이 아닐 가능성이 많습니다. 오랜 기간 꾸준히 몸에 맞는 운동을 하고 치료하면서 몸 상태가 개선된다면 운동으로 완치는 아니어도 얼마든지 좋아질 수 있습니다. 환자분 중 통증 때문에 움직이기도 힘들었는데 저희한테 치료를 받으면서 통증이 경감해져 운동을 시작하신 분이 있습니다. 전에는 움직이기만 해도 아팠던 통증이 운동을 하면서 더 개선된 경우들이 많습니다. 통증이 가벼운 섬유근육통 환자에게는 규칙적으로 가벼운 운동을 하는 것이 좋습니다. 단 수면에 문제가 없고 통증과 피로 등이 호전되면 시작하는 것이 좋습니다. 이렇게 되려면 당연히 한의학적 치료를 받아야 하겠죠. 운동은 천천히 몸에서 통증을 느끼지 않을 정도의 스트레칭과 산보 등의 낮은 수준에서 시작해야 하며 한 번에 10~20분씩 주 1~2회로 합니다. 뭐든지 과하면 도리어 해가 되기 때문에 내 몸이 받아들일 만한 정도까지 운동을 해야 합니다. 어떤 환자분은 진통제와 리리카를 복용하면서 하루 2시간 간격으로 거의 24시간 운동을 했다고 합니다. 이러면 증상이 더 악화됩니다. 자신이 기계가 아닌 이상 무리한 운동은 절대 안 됩니다. 몸에 맞는 운동을 해야 합니다.

16. 치료 수단

섬유근육통의 치료 수단

① 한약

섬유근육통 치료의 가장 주요하고도 핵심적인 수단입니다. 섬유근육통의 한의학적 원인을 없앨 수 있는 처방입니다. 여러 원인들이 있으니 당연히 처방도 10여 가지가 넘습니다. 한약 처방은 근막의 여러 유착들을 풀어 주는 것입니다. 하지만 풀어 준다고 해서 유착되었던 노폐물들이 체내에서 다 없어지는 것은 아닙니다. 아주 오래된 것은 잠시 도침의 힘을 빌려야 합니다. 국소적인 부위도 도침의 힘을 빌려야 합니다. 한약은 광범위한 부위의 유착을 풀어 주고 도침으로 부순 자잘한 미세한 노폐물들을 녹여서 없애 줍니다. 섬유근육통 환자마다 증상이 각양각색이어서 진찰 후 증상에 맞는 한약을 투여하게 됩니다. 통증이 팔, 다리, 허리 등에 이리저리 몰려다니고, 비가 오기 전엔 통증이 극심해지며 심하면 24시간 전신의 극심한 통증이 오는 데 사용하는 처방입니다. 팔다리나 등과 허리의 화끈거림, 피부의 따끔거림, 근육의 쪼임, 쓰라림, 생리통이나 우울증, 불면증, 공황장애, 편두통, 어지럼증, 팔다리의 저림, 근육의 경련, 이명, 속 울렁거림, 위염, 역류성식도염 등에 사용합니다. 주로 혈액순환을 촉진시키고 염증을 가라앉혀 줍니다. 섬유근육통의 유형을 한의학적 진단에 따라 원인을 파악하여 그 원인에 맞는 개별적인 처방을 합니다.

② 도침(침)

도침 치료는 한의학의 전통 침술을 현대에 맞게 발전시킨 것으로 척추의 협착이나 근육, 인대, 관절의 유착 등 국소 부위를 풀어 줘 감각신경을 자극하는 상황을 없애 줌으로써 치료 효과를 나타냅니다. 도침은 칼날과 같은 침으로 과거부터 사용되어 온 침의 한 종류입니다. 도침이나 침은 모두 다 통증질환에 유효하지만 도침 치료는 침 치료에 비해 관절운동 범위나 삶의 질 개선에 더 효과가 있다고 보입니다. 특히 10년 이상 된 만성적 통증엔 일반 침보다 효과가 훨씬 뛰어납니다. 도침은 한약 치료와 함께 전형적인 섬유근육통에 탁월한 효과를 냅니다. 도침 치료는 유착 조직을 절개하는 시술법이지만 이러한 유착 조직은 장기간 누적되어 형성된 것이라 한 번에 제거할 수 있는 건 아니고 질병의 정도에 따라 여러 차례 받게 됩니다. 섬유근육통, 근막통증 증후군과 같이 나타날 수 있는 디스크질환, 어깨충돌증후군, 오십견, 석회성건염, 테니스 엘보우, 손목터널증후군, 탄발지(방아쇠손가락), 퇴행성무릎관절염, 족저근막염 같은 데 적용합니다. 침보다 작용이 강한 만큼 침보다 부작용이 더 나타난다는 단점이 있습니다. 시술 시 통증이 심하고 혈종이나 붓기, 신경 손상 등의 부작용을 피할 수 없는 경우가 있습니다.

③ 약침 치료

도침은 유착된 조직을 뜯어내는 역할을 하나 염증을 줄이지는 못합니다. 염증은 한약 처방으로 해결하며 보조적으로 약침을 사용합니다. 증류된 한약재 중 중성어혈약침이나 황련해독약침, 봉약침, 부자약침, 어혈약침 등은 염증을 없애 주고 굳은 근육 조직을 부드럽게 해 주므로 약침 치료를 병행하면 효과가 좋아집니다.

④ 추나 치료

목과 허리, 척추 주변의 유착된 조직은 통증을 유발하기 때문에 추나 치료로 척추를 교정해 준다면 치료 효과도 길게 유지되고 유착된 조직이 재발되는 것도 예방할 수 있습니다.

⑤ 부항 치료

부항 치료는 근육긴장통에 뛰어난 효과를 보입니다. 국소나 전신에 부항만 붙이는 건부항이 있으며, 사혈을 해 주는 습부항이 있습니다. 주로 목과 어깨, 등과 허리에 건부항이나 습부항을 합니다. 건부항보다 습부항이 더 강하게 작용합니다. 가볍게 부항 사혈을 해 주면 국소 부위의 혈액순환과 근육 이완, 염증 반응을 줄여 주기 때문에 뻐근하거나 뭔가 묵직했던 느낌들이 없어집니다. 환자분들의 근육긴장을 풀기 위해 가볍게 부항 사혈을 하면 나쁜 피(죽은피)를 없애 주냐는 말을 듣곤 하는데 그렇지는 않습니다. 근육긴장 된 국소 부위에서 가볍게 몇 cc 정도 생피를 빼 주는 것입니다. 생피를 빼는 게 목적이 아니라 그렇게 함으로써 근육긴장을 빠르게 해소할 수 있기 때문입니다. 민간에서 사혈을 하면 혈액순환에 좋다 하여 아프지도 않은 자기 몸에 주기적으로 사혈하는 행위를 하는데 이런 건 절대 피해야 하는 일입니다. 심지어 사우나 같은 데서 무면허자들이 사람들의 몸에 부항을 오래 붙여 놓고 덩어리진 혈액을 보며 나쁜 피가 몸에서 빠져나온다고 현혹하는데 혈관을 빠져나온 혈액은 시간이 지나면 당연히 검붉게 응고되는 게 정상입니다. 주기적으로 하게 되면 감염과 빈혈을 초래할 수 있으므로 절대 피해야 합니다. 이런 식으로 사람이 사망한 사례도 있으며 심각한 무면허 의료 행위입니다. 반드시 한의원에 가서 상담과 진찰을 받으며 시행해야 할 시술입니다.

⑥ 마사지

깊숙한 심부근육의 긴장통을 풀어 주는 작용을 합니다만 한약, 약침, 도침, 마사지, 추나가 같이 결합된 치료가 가장 효과적입니다.

섬유근육통은 원인이 다양하고 여러 타입의 섬유근육통들이 환자의 몸에 중복적으로 나타나기 때문에 어느 한 가지 한약 처방이나 한약재가 유효하지는 않습니다. 양약의 진통제, 마약성진통제, 우울증약은 더욱더 그렇습니다. 하지만 전 세계적으로 공인되고 효과적인 치료법이 없다 보니 섬유근육통 환자들이 진통제나 우울증약 외에 알아서 이런저런 보조식품이나 건강식품, 영양제들을 복용하고 있습니다. 무엇보다 한의사에게 진단받고 처방받은 의료용 한약 처방의 치료가 가장 효과적이지만, 이것도 전 세계적으로 통증 연구자들과 같이 연구하여 공식적인 한약 처방이 탄생하기를 바랍니다. 상황이 된다면 이런 노력을 세계 통증 연구자들과 함께할 생각입니다. 시중에서 쉽게 구할 수 있는 건강기능식품이나 식품용 한약재들을 간단하게 정리했습니다. 특정한 방향성과 효능을 목표로 한 전문적인 의료용 한약 처방이 아니라 단일 한약재들이기 때문에 섬유근육통을 고치지는 못하지만 보조적으로 도움을 줄 순 있습니다. 장기적으로 복용 시 부작용이 나타날 수 있으므로 한약의 전문가인 한의사에게 조언을 듣는 것이 필요합니다.

① MSM

MSM은 식이유황이라 하고 한의학에서는 예전부터 광물질인 유황을 법제하여 독성을 많이 줄인 상태에서 인체의 면역 기능 향상, 피부질환, 관절통증 감소, 간 기능 향상, 변비 등에 사용해 왔습니다. 유황오리라 하여 유황을 먹인 오리를 음식으로 먹기도 했으며, 죽염이라 하여 유황 성분이 들어간 죽염을 제조해서 복용해 왔습니다. 몸을 따뜻하게 하는 성질이 있고 피부 건강이나 피부병 개선, 관절통 감소를 위해 예전부터 사람들은 유황 온천에서 목욕을 하기도 했습니다. 지금은 식이유황이라 하여 광물질이 아닌 은행나무, 옻나무, 소나무 등에서 채취하며 미국에서는 건강기능식품으로 오래전부터 관절통증이나 근육통, 면역 기능 향상에 사용해 왔습니다. 섬유근육통의 습담형에 유효적입니다. 성질이 따뜻하기 때문에 섬유근육통의 습열증이나 어열증에는 적합하지 않고 장기 복용하면 피부발진이나 몸의 열감, 구토증이 나타날 수 있습니다.

② 강황

강황은 오래전부터 한의원에서 많이 사용하는 한약재로 카레의 주성분입니다. 기혈 순환이 잘 안돼서 나타나는 팔과 어깨 등 상체통증에 주로 사용했습니다. 기혈 순환이 잘 안되면 칼로 찌르는 듯한 통증이 나타나는데 이런 곳에 주로 사용했습니다. 섬유근육통의 어혈형에 유효적입니다. 주성분이 커큐민이라 하여 외국에서는 건강기능식품으로 널리 사용되고 있었고 한국에도 각광을 받고 있습니다.

③ 유향(보스웰리아)과 몰약

오래전부터 한의원에서 유향, 몰약이라는 두 가지 약재가 혈액순환 촉진과 어혈을 없애는 뛰어난 진통 작용으로 통증 환자들에게 많이 사용되었습니다. 아기 예수 탄생 시 동방 박사가 선물했다는 유향, 몰약이 바로 그 약재입니다. 그만큼 유구한 역사를 가지고 있는 한약재입니다. 유향나무와 몰약나무에 상처를 내면 진이 나오고 응고되는데 그걸 채취해서 사용합니다. 한약 처방에 들어가면 맛이 떫고 화공약품 냄새가 나서 환자분들께 오해를 받기도 합니다. 섬유근육통의 어혈형에 유효합니다. 유향은 보스웰리아라고 불리며 현재 건강기능식품으로 국내에서 많이 이용되고 있습니다.

④ 율무(의이인)

소화기계통을 좋게 하고 습담을 없애 주며 가벼운 이뇨 작용이 있어 소변의 배출을 도와 몸의 부종을 제거해 줍니다. 한의원에서 비만 치료에 많이 사용합니다. 근육의 이완 효과가 있어서 섬유근육통의 습담, 습열, 각기형에 유효적입니다.

⑤ 모과(목과)

우리가 잘 아는 모과나무의 덜 익은 열매를 채취하여 말린 것입니다. 한의원에서는 근골격계통증이나 감기에 사용하는 약으로 근육경련이나 근육에 쥐 나는 것, 다리나 무릎이 무겁고 힘이 빠지는 증상 등에 사용합니다. 섬유근육통의 습열형인 각기병에 효과적입니다.
습담을 없애는 작용도 있지만 섬유근육통의 습담형에는 잘 사용하지 않습니다.

⑥ 녹두

해열 작용이 뛰어나 열독을 없애 줍니다. 몸에 열이 많이 나는 섬유근육통의 습열형인 각기병에 효과적입니다. 녹두를 삶아 먹거나 녹두죽을 쑤어 먹거나 믹서기에 갈아서 마셔도 좋습니다.

⑦ 생강

습담을 삭이고 기를 내리며 냉담(冷痰)을 없애고 위장의 기능을 향상시킵니다.
한의원의 한약 처방에 대추와 함께 기본적으로 들어가는 한약재입니다. 구역감, 구토감, 속 울렁거림을 줄여 줍니다. 다만 음식으로 섭취할 정도로 알려졌기에 강력한 효과는 떨어집니다. 섬유근육통의 습담형에 유효적입니다. 외국에서는 건강기능식품으로 사용되고 있습니다.

⑧ 오매

덜 익은 매실을 채취하여 짚불 연기로 말리면 까맣게 되는데 이걸 오매라고 합니다. 덜 익은 열매에 독성 성분이 있다고 알려져 있습니다. 한의원에서 종종 사용되는 약재로 기침과 가래를 멈추게 하고, 갈증 해소에도 좋습니다. 신경과민으로 소화가 잘 안될 때 사용합니다. 최근에 오매 추출물이 골관절염의 진행을 억제한다는 논문도 나왔습니다. 습담을 없애 줍니다.

⑨ 백개자(흰겨자)

가슴에 냉담(冷痰)이 있는 데 주로 사용합니다. 옆구리 아래에 있는 습담은 흰겨자가 아니면 치료하지 못한다 하였으니 옆구리 통증에 가루 내어 먹거나 달여서 먹어도 좋습니다. 갓하고 같은 것이니 갓김치를 꾸준히 먹어도 괜찮습니다. 맵고 자극적인 맛이 있으므로 위장염이 있거나 속 쓰린 분들은 신중해야 합니다.

⑩ 토란

토란국을 끓여서 꾸준히 먹으면 습담증에 좋습니다. 생토란은 점막과 피부를 자극하기 때문에 시중에서 다듬어진 토란을 구매해야 합니다. 맨손으로 생토란을 만지는 것은 피해야 합니다. 토란에 알레르기가 있는 사람도 있으며 토란알레르기는 땅콩알레르기와 더불어 식품 알레르기 중에서 심각한 증상을 야기시킬 수 있습니다. 토란국의 국물 소량으로도 알레르기 증상이 발현되고 심하면 사망할 수도 있습니다. 꼭 알레르기가 있지 않더라도 토란국을 먹은 이후 목구멍과 혀 부분이 따끔거리는 경우가 있는데 토란대를 제대로 데치지 않고 먹어서 그렇습니다. 보통은 호전되지만 심한 경우 호흡 곤란이 생길 수 있으므로 주의해야 합니다. 위점막이 약해서 자주 속 쓰린 분들도 조심해야 합니다. 독성 때문에 생으로 섭취해서도 안 됩니다. 반드시 푹 끓여서 토란국으로만 드시길 권장합니다. 습담형 섬유근육통의 음식으로 꾸준히 먹어 볼 만합니다.

17. 항우울제중단증후군 치료하기

섬유근육통으로, 우울증으로, 조현병으로 항우울제를 복용하는 분들이 많습니다. 그리고 항우울제의 효과가 있던, 효과가 없던 복용 중단을 시도하는 분들도 많습니다. 우울증약을 복용하면서 만족하며 살아가는 분들도 있겠지만 우울증약을 복용하지 않으려는 분들도 있기에 도움이 되고자 글을 씁니다. 섬유근육통과 우울증을 한의학으로 치료받으려면 어차피 넘어가야 할 산이 있는데 그것이 항우울제중단증후군입니다. 처음에 대수롭지 않게 생각하고 복용했던 항우울제를 복용량을 줄이거나 중단 시도를 할 때 쉽게 마음대로 되지 않습니다. 약으로 익숙해진 몸은 약기운이 떨어질 때 나타나는 불편한 증상들을 견디지 못합니다. 앞서 진통제에서 설명했듯이 이러한 상황은 항우울제가 병을 치료한다는 개념보다는 약을 지속적으로 계속 먹으면서 증상을 막아 주는 데에 불과하다는 것을 보여 주는 것입니다. 병을 치료한다는 개념은 약을 먹고 병이 나아서 다시 약을 먹을 필요가 없어야 한다는 것입니다. 약을 계속 먹고 있는데 병의 증상이 안 나타난다고 해서 병이 나은 것이 아니지 않습니까? 항우울제를 안 먹으면 통증이나 우울증, 조현병의 증상이 고스란히 나타납니다(이런 식이라면 항우울제를 평생 먹을 수도 있습니다). 결론은 병이 나은 것이 아닙니다! 왜 이런 상황이 나타날까요? 일단 우울증약(조현병)들은 자연에 존재하는 물질이 아니라 인공 합성적으로 만들어진 인공물질입니다. 서양 의학에서 말하는 세로토닌이니 도파민이니 이런 호르몬들은 인체 내에서 분비되는 것인데 이런 호르몬들이 어떠한 이유로 과분비가 되고 과소분비가 됩니다. 서양 의학에서는 이런 호르몬 분비의 문제로 말미암아 정신이상증상이 나타나게 된다고 보는데, 이상 분비의 이유를 모르니 일단 약물로 제어를 하자는 식입니다. 그런데 이런 호르몬 분비를 직접 제어해 주는 약이 없으니 인공 합성적인 물질을 만들어 낸 겁니다. 즉 천연에 존재하는 물질이 아니고 새로이 만들어진 신물질입니다. 당연히 인체에 투여하기 전 안전한지 실험을 하겠지요. 그래도 인체에 투여하게 되면 부작용들이 나오게 됩니다. 이런 부작용들은 대부분 다 알려져 있습니다. 이런 식으로 약이 나왔으니 진정한 원인이야 어떻든 호르몬 분비만 제어하면 된다며 모든 환자들에게 투여하여 어느 정도 일정적 효과가 나오는 것입니다. 물론 꾸준한 연구 덕에 호르몬 분비를 여러 다방면적인 기전으로 제어해 주는 약들이 다양하게 나오니 옛날보다 부작용도 적어지고 더 효과도 있겠지요. 한약의 경우 세로토닌이나 도파민 분비 등을 직접 제어하지는 못합니다. 그런 약은 인공 합성적인 양약 빼고는 없습니다. 하지만 도파민이나 세로토닌이 분비되는 이유 즉 원인을 제거해 줄 수 있습니다. 항우울제의 기전과는 다른 것이죠. 그래서 항우울제나 조현병약 복용을 중단할 시 나타나는 증상을 한약으로 어느 정도 없앨 수가 있는 겁니다. 이것은 한약으로 섬유근육통의 습담, 습열, 어혈(어열)을 없애는 원리와 똑같습니다. 우리 몸속의 노폐물을 제거하는 원리로 한약을 투여하는 것입니다. 단 병이 너무 오래되면 원인 치료도 힘들기 때문에 제한이 있을 수 있고 조현병이나 조울증 같은 경우 비가역성(일단 병이 나면 고쳐지지 않는 경우)인 경우가 많기 때문에 양약에 의존할 수밖에 없습니다. 항우울제 복용을 줄이거나 중단하여 우리 몸에서 항우울제 성분이 빠져 나가면 나타나는 증상을 열거해 보겠습니다. 잠이 안 오고, 가슴이 답답하거나 가슴 속에서 불이 납니다. 머릿속에 온갖 잡념이 생기며, 머릿속이 혼란스럽고, 머리가 순간적으로 휑하며 어지러워서 쓰러질 것 같은 느낌이 듭니다. 머릿속이 멍하고 안개에 휩싸인 느낌(브레인 포그)과 머릿속이 쪼그라드는 느낌(환자들이 가장 힘들다고 표현함), 가슴 두근거림, 불안 초조감을 느끼게 됩니다. 저절로 짜증과 신경질이 나고 목구멍에 뭐가 걸린 것 같은 느낌(목구멍 이물감), 무기력감, 아무것도 하기 싫은 허무함, 걱정할 일이 아무것도 없는데 저절로 슬프고 눈물이 나는 증상들이 나타납니다. 냄새나 소리에 민감해집니다. 맛을 몰라서 밥 먹기도 힘듭니다. 무엇보다 가장 힘든 증상은 속이 울렁거리고, 구역, 구토감이 계속 나타나는 것입니다. 먹어도 계속 미식거리면서 토하고 설사도 나타나니 기운도 빠지고 어지럽고 힘듭니다. 다른 대체 치료 수단이 없다면 불편함 때문에 환자는 다시 항우울제를 복용할 수밖에 없습니다. 결국 끝이 없는 겁니다. 섬유근육통 환자들에겐 당연히 통증이 심해지고 앞의 증상들이 같이 나타나겠지요. 환자 입장에서는 겁이 나기 때문에 섣불리 우울증약을 줄이거나 중단하기가 쉽지 않습니다. 이런 상황에서 한약을 투여하면 위의 불편한 증상들을 없앨 수 있습니다. 무엇보다 속 울렁거림, 구역감, 구토감 등이 개선되면서 항우울제 중단으로 나타날 수 있는 증상들을 없애 줍니다. 그럼 이런 증상들을 일으키는 원인은 무엇일까요? 우울증이나 섬유근육통을 일으키는 한의학으로 보는 원인이 있으니 거기에 맞는 한약을 투여하는 것이고 한약 처방은 증상들을 없애는 것입니다. 당연히 증상의 호전이 있고 치료가 되는 것입니다. 하지만 양약을 지속적으로 복용해 온 환자 입장에서는 망설임과 두려움과 의심이 있을 것입니다. 과연 우울증약을 중단하면서 한약으로 치료가 될까? 우울증약을 중단했을 때 증상이 심해지지 않을까? 감당이 될까? 이런 환자분의 입장을 충분히 이해합니다. 이건 선택의 문제이기 때문에 뭐라 할 수는 없습니다. 다만 너무 이른 나이에 우울증약을 복용하고 있거나, 복용해도 효과가 없거나, 부작용으로 힘들어하는 경우엔 적극적으로 한의학 치료를 권합니다. 같은 환자의 같은 병을 보고 서양 의학과 한의학의 보는 관점이 다르다는 건 과연 무엇이 옳고 그른지, 어느 방법이 질병 치료의 효용성이 더 나은지 깊이 생각해 봐야 할 문제입니다.

18. 우울증과 조현병의 원인

"만병의 근원은 스트레스다!" 맞는 말입니다. 복잡한 세상을 살아가는 현대인에게 피할 수 없는 게 스트레스입니다. 살아가면서 저마다 알게 모르게 느끼지 못할 정도의 아주 약한 미세한 스트레스부터 잠을 못 자고 일상생활에 방해가 될 정도의 극심한 스트레스를 겪기도 합니다. 극심한 스트레스는 우리가 잘 아는 화병, 우울증, 공황장애, 불면증, 조현병 등의 원인이 됩니다. 경제적으로 극단에 몰려 아무것도 할 수 없는 경우, 범죄 혐의로 수사받는 압박감, 인터넷의 과도한 악플에 대한 억울함, 악성 민원에 대한 공무원의 안타까운 죽음 등 사람이 스트레스를 심하게 받고 극단에 몰리게 되면 자살 시도까지 갈 수 있습니다. 이런 경우는 외부의 스트레스입니다. 외부의 스트레스가 해결돼야 몸과 마음이 편해집니다만 쉽지는 않습니다. 이 외에 아무런 걱정 근심이 없고, 사람과의 관계도 원만하여 특별히 스트레스받을 것이 없는 사람에게 우울증, 공황장애, 불안장애, 조현병이 나타나는 경우도 많습니다. 어떻게 보면 이것이 진정한 우울증이며 조현병입니다. 사실 우울증, 공황장애, 조현병, 불면증 등은 병명이 다르고 증상도 다르지만 그 근원으로 들어가 보면 대부분 같은 뿌리(원인)에서 갈라져 나온 것입니다. 물론 외부에서 받는 스트레스와는 관련이 없습니다. 즉 스트레스를 받을 일이 없는데 알게 모르게 조금씩 내 몸의 변화가 옵니다. 이런 경우가 섬유근육통의 습담, 습열, 어혈(어열)형에도 적용됩니다. 이런 타입의 사람들은 성격이 예민하고 마음이 여리며 내성적이고 몸이 마른 스타일인 경우가 많습니다(반드시 그런 것은 아닙니다). 그리고 위장의 기능도 떨어지는 타입입니다. 즉 자주 속이 미식거리거나 울렁거리기를 잘 합니다. 어려서부터 잘 놀라거나, 잘 체하거나, 가위에 눌리며, 꿈을 잘 꿉니다. 한의학에서는 심담허겁(心膽虛怯)한 사람이라 표현하기도 합니다. 유전적인 가족력도 있습니다. 잘 체하거나 속 울렁거림 등 위장 기능이 안 좋습니다. 주기적으로 편두통, 생리통 등에 시달립니다. 위염, 역류성식도염도 나타날 수 있습니다. 당연히 섬유근육통도 나타날 수 있습니다. 정신병적 우울증은 어느 날 알게 모르게 서서히 이상한 꿈을 꾸고, 잠이 잘 안 오기도 하고, 가위에 눌리기도 하고, 갑자기 불안해지기도 하며, 이상한 잡념들이 들기도 합니다. 우울해지거나 누구를 죽여 버리고 싶을 정도로 신경질이 나기도 합니다. 밖에 나가면 모든 사람이 나를 쳐다보는 것 같아서 불안하고, 모든 차가 나한테 돌진하는 것 같아서 외출하기 힘들며, 누가 나를 감시하는 것 같기도 하고, 평소 자연스럽게 들리던 소리가 날카롭게 들리거나 어느 특정한 소리가 자꾸 귀에 거슬리고, 심하면 어느 순간 환청이 들리기도 합니다. 환청도 참 다양하게 나타납니다. 이렇다 보니 정신적으로 힘들고, 주위 사람과 어울리려 하지 않고, 불안하니 혼자 있는 걸 좋아하고, 그런 상황에 자꾸 짜증이 나고, 신경질이 나게 됩니다. 즉 외부의 스트레스 때문에 내가 병드는 게 아니라 내 몸 자체의 변화 때문에 힘들어져서 스트레스를 받게 되는 겁니다. 정신병적 우울증과 일부 조현병의 환청, 망상은 원인이 같습니다. 한의학에서는 이런 증상을 일으키는 한의학적 원인을 찾아서 치료합니다.

우울증이 잘 오는 타입이 있습니다. 잘 오는 타입이 있다고 해서 그 타입에게 무조건 우울증이 온다는 것은 아닙니다. 여성의 경우 마른 타입의 조용한 성격이나 민감한 성격, 위장 기능이 안 좋거나, 어려서부터 밤에 가위를 잘 눌리거나 꿈을 자주 꾸는 스타일의 사람에게 우울증이 올 가능성이 높습니다. 조용하고 민감한 성격이란 말은 착하고, 여린 성격이고, 강한 성격이 아니란 말입니다. 그만큼 스트레스에 취약할 수 있습니다. 우울증은 어느 순간 나도 모르게 다른 형태로 시작될 수 있는데 그중 하나가 소화불량입니다. 아무 이유 없이 명치가 답답하고, 속이 울렁거려서 소화제를 먹어도 효과가 없으며, 시간이 지날수록 명치부터 목구멍까지 가슴이 답답하고, 목구멍에 뭐가 걸린 것 같은 이물감 등을 호소합니다. 점차 심해지면 숨도 차고 숨쉬기가 힘들며 속이 울렁거리면서 가슴도 두근거리기 시작합니다. 위내시경 검사를 해도 이상은 없습니다. 가슴이 답답해서 심장검사를 해도 심장엔 이상이 없습니다. 환자는 불안하니 여기저기 다니면서 검사를 합니다. 이상이 없습니다. 그래도 검사를 합니다. 서서히 없던 건강염려증도 생기려 합니다. 결국엔 검사를 위한 검사를 하게 됩니다. 속이 불편하니 식사를 잘 못 합니다. 기운도 떨어집니다. 체중이 감소하기 시작합니다. 어지럽고 귀에서 이명 소리가 나기도 합니다. 잠도 못 자고, 의욕도 없어지고, 아무것도 하기 싫고, 손끝 하나 움직이기 싫어합니다. 집 밖으로 나가지 않습니다. 그냥 하루 종일 누워만 있습니다. 걱정할 일이 하나도 없는데 자꾸만 허무함과 공허함이 나타나고 저절로 슬퍼지고 눈물이 나옵니다. 심하면 자살 충동도 나타나게 됩니다. 여기까지 우울증이 나타나는 경로 중의 하나를 설명드렸습니다. 우울증이 나타나게 되는 경로는 다양합니다. 이런 경우 우울증 한약을 투여하게 되면 속이 편안해지고 목구멍의 이물감이 없어지며 가슴 속의 답답함이 사라지고 숨차거나 숨쉬기 힘든 것이 없어집니다. 증상의 개선이 나타나고 다시 활력을 찾을 수 있습니다. 일상생활을 할 수가 있습니다. 하지만 안타깝게도 앞의 증상으로 초반에 정신과 치료 위주 한의원을 가는 환자가 거의 없습니다. 양방내과나 순환기내과를 돌아다니다가 신경정신과로 가서 우울증 양약을 먹게 되는 경우들이 많습니다. 그러나 앞에서 언급했듯이 우울증 양약은 계속 먹어야 하고 중간에 복용량을 줄이거나 중단하면 우울증 양약 복용하기 전의 증상이 그대로 나타나며 심지어 증상이 더 심하게 나타나기도 합니다. 이를 신경정신과 약의 금단증상이라 부르기도 합니다. 또는 항우울제중단증후군이라 합니다. 이런 식이면 부작용을 감수하고 항우울제를 끝까지 복용해야 된다는 말입니다.

우울증과 정신병적 우울증 그리고 조현병

우울증, 정신병적 우울증, 조현병의 원인 중 큰 비중을 차지하는 게 극심한 정신적 스트레스입니다. 청소년은 이성 간의 헤어짐과 학우들의 따돌림, 폭력, 부모와의 가정불화 등과 원하는 바를 이룰 수 없어 애태우고 속상해하는 스트레스가 많은 요인으로 작용합니다(학업 성취, 이성과의 헤어짐, 집안의 경제적인 쪼들림). 물론 성인의 경우에도 그렇습니다. 이런 상황들은 외적인 스트레스가 주요 원인입니다. 즉 견딜 수 없는 스트레스가 장기간 작용하여 서서히 증상으로 나타나는 것입니다. 초기에 밥맛이 없고 소화가 안 된다든지, 우울하거나 의욕이 떨어진다든지, 가슴이 답답해서 한숨을 쉰다든지, 아무것도 하기 싫고 짜증만 난다든지, 모든 것에 흥미를 잃는다든지, 누구와도 만나려 하지 않고 혼자 있고 싶어한다든지, 누굴 원망한다든지, 말수가 적어진다든지, 잠이 안 온다든지, 머리가 아프다든지 등의 증상으로 점차 가슴 속의 답답함이 심해져 가슴 속에서 불이 난다고 호소를 하게 됩니다. 이런 상황들은 증상을 유발한 스트레스가 어느 정도 해소되며 적극적인 치료를 해야 해결될 수 있습니다만 그렇게 되는 게 쉽지는 않습니다. 만약 초기에 치료되지 않고 증상이 심각해지면 혼자 중

얼거리거나 혼자 히죽히죽 웃으면서 순간적으로 정신이 멍해져 사고나 의식의 흐름이 끊어지는 조현병으로 갑니다. 최악의 상황으로 가는 것입니다.

이와는 별개로 스트레스를 전혀 안 받는 상황에서도 우울증이 나타납니다. 그리고 이런 우울증은 정신병적 우울증으로 발전하기도 하며 환청, 망상의 조현병으로 발전하기도 합니다. 즉 우울증, 정신병적 우울증, 조현병(환청, 망상)이 일부분 연관성이 있다는 뜻입니다. 이런 경우는 유전성으로 설명하기도 합니다. 앞에서 서술한 심담허겁 체질이나, 또는 자주 체하거나, 차멀미로 고생하거나, 속 울렁거림, 만성위염, 역류성식도염 같은 위장 기능이 허약한 체질을 말하는 것입니다. 이런 경향은 유전적으로 물려받은 겁니다. 사실 따지자면 당뇨나 암, 고혈압, 섬유근육통, 편두통, 위염 등 모든 병이 다 그렇습니다. 유전적 경향, 가족력이 있다는 것에 다 해당됩니다. 이런 경우의 우울증은 걱정할 것이 하나도 없고, 스트레스를 크게 받을 일도 없고, 받는다 하더라도 일반적으로 누구나 받아들일 수 있는 상황인데도 불구하고 어느 순간 나도 모르게 서서히 나타납니다. 특히 여성의 경우 이런 체질적 요인에 생리를 자주 심하게 해서 체력이 떨어진다든지, 출산 후 체력이 떨어지면서, 폐경기에 갱년기장애가 오면서 나타나는 경향들이 있습니다. 남성의 경우 여성들과 상황이 다르지만 역시나 체력이 떨어지면서 나타나는 경향들이 있습니다. 이런 경우 자신감 결여와 불안감, 불면증, 경제적 또는 사회적 지위에 대한 절망감, 이유 없는 죄책감 등이 나타나며 자살의 위험성이 높습니다. 이런 정서적, 감정적 우울증과는 달리 망상, 환청, 환영(환시)이 주증상인 정신병적 우울증과 조현병이 있습니다.

정신병적 우울증은 평소 들리던 소리나 평소 자연스럽게 보던 사물이나 물체들에 이유 없이 민감해집니다. 예를 들면 시계 소리나 냉장고 돌아가는 소리, 문 여닫는 소리, 티브이 소리, 화장실 물 내리는 소리, 사람 간의 대화 소리 등 일상적인 소리들이 시끄럽고 날카롭게 매우 자극적으로 들립니다. 일반 사람에게 정상적으로 들리는 소리가 환자에게는 왜곡적인 이상한 소리로 들리기도 합니다. 그 이상하고 왜곡적으로 들리는 소리 때문에 스트레스를 받고 깜짝깜짝 놀라며 불안감을 갖게 됩니다. 당연히 일상생활을 못하게 됩니다. 이는 이웃 간 층간소음으로 다투거나 살인 같은 최악의 경우를 초래하는 경우도 있습니다. 당연히 환청도 나올 수가 있습니다. 눈에 보이는 것들 즉 주위의 사물들이 이상하게 보이기도 하고 너무 자극적이게 보이기도 합니다. 그래서 어떤 특정한 물체나 사물들을 피하게 됩니다. 자꾸 신경에 거슬리고 부담스럽기 때문입니다. 예를 들면 날카롭거나 뾰족하게 생긴 물건들이 자꾸 자극을 주게 됩니다.

환청, 환시

환청은 정신적 이상으로 인해 실제 존재하지 않는 소리가 들리는 것을 말합니다. 우리가 소리를 듣는 것은 외부의 소리가 귓속의 청신경을 통하여 뇌신경에 전달되기 때문에 소리를 듣게 되는 것입니다. 만약 소리를 전달하는 귀의 청신경에 여러 원인으로(귀의 외상이나 정신적 스트레스, 바이러스 감염 등) 이상이 생기면 청력이 약해져 소리가 잘 안 들리거나 아예 안 들리기도 하고 이명 등이 생기게 됩니다.

귀의 청신경에 이상이 없고 외부의 특정적인 소리도 없는데도 여러 가지 원인으로 뇌신경에 영향을 주면 현실에 존재하지 않는 소리를 느끼게 되는데 이를 환청이라 합니다. 일반적으로 정신병적 우울증과 조현병에서 환청이 나타납니다. 환청은 다양합니다. 물소리, 사람 소리, 동물 소리, 내 머릿속에 또 다른 내가 있어 나와 대화하는 환청, 또 다른 내가 나한테 명령하는 환청(이런 경우 좋은 내용의 환청이 있는 반면, 나쁜 내용으로 명령하는 환청이 타인을 해코지할 수도 있기 때문에 위험한 상황이 될 수 있습니다), 남녀노소 여러 사람들의 환청, 문밖에 아무도 없는데 나를 부른다고 자꾸 나가서 두리번거리게 되는 환청 등이 있습니다. 아파트에 사는 경우 위층에 소음이 없는데 자꾸 위층에서 시끄럽게 해 잠을 못 잔다고 싸우러 가는 경우도 있습니다. 이는 망상과도 관련이 있습니다. 내 머릿속에서 나를 놀리고 약 올리는 환청이 들리면 짜증 내고 화를 내기도 합니다. 내 머릿속에서 웃긴 환청이 들리기 때문에 혼자서 히죽히죽 웃는 모습을 보이기도 합니다. 헛것이 보이는 환시가 환청과 같이 동반되기도 합니다. 환청과 후각이나 미각의 이상이 동반되기도 합니다. 보통 사람에게 보이지 않는 이상한 물체 등이 보이기도 합니다. 평범하던 사람이 절대자의 환청(부처나 예수, 하나님, 여러 잡신들)을 듣고 종교에 귀의해 절대자의 환청을 듣고 대화하며 종교 생활을 하는 경우도 있습니다. 남에게 해를 끼치지 않고 생활한다면 의학적으로는 병적인 상황이지만, 치료받을 필요는 없습니다. 이런 경우의 종교인들이나 무속인들이 있는 걸로 알고 있습니다. 그러나 환청 소리가 타인에게 해를 줄 수 있거나 타인이 볼 때 이상하게 보이고 환자 자신의 일상생활에 지장을 준다면 당연히 치료를 받아야 합니다. 환청이 온몸을 돌아다니는 경우도 있습니다. 머리, 어깨, 팔, 다리, 허리 할 것 없이 여기저기 환청 소리가 돌아다니다가 시간이 흐르면 환청이 한곳으로 고정됩니다. 환청으로 예언을 하며 미래의 일을 맞춘다고 하는데 이것은 사실이 아닙니다. 이는 종교인(목사, 신도, 승려나 무속인)들이 절대자(하나님, 예수님, 동자신, 자기가 모시는 신, 부처님 등)의 환청을 들으면서 절대자와 소통한다는 것과 똑같습니다. 무속인이 자기가 모시는 신과 접신을 하고 점을 보고 굿을 하는 것도 그렇습니다. 환청 치료 시 환청이 환자에게 치료받지 마라, 안 낫는다, 치료된다는 건 거짓말이다, 치료가 될 리 없다며 환자가 치료를 거부하게 하는 상황을 만듭니다. 따라서 최대한 빨리 환청을 없애 주어야 합니다. 또 환청이 환자에게 명령을 하여 타인에게 해코지를 하거나, 환청이 환자에게 욕하고 약 올려서 화가 난 환자가 결과적으로 폭력을 야기할 수도 있기 때문에 최대한 환청을 일시적으로라도 완전히 없애야 합니다.

망상

누가 나를 감시하고 있다는 느낌을 받는다면? 실제로 그런 일이 일어나지는 않지만 정신병적 우울증이나 조현병 환자에게는 이런 일이 실제 상황으로 느껴집니다. 옆에서 봤을 때 아무 일도 일어나지 않고 주위에 아무도 없는데도 환자는 실제 상황으로 느끼고 있는 겁니다. 그러니 얼마나 불안하고 두렵겠습니까? 감히 집 밖으로 외출하기가 힘듭니다. 집 안에만 있으려 합니다. 집 안에 있어도 항상 불안함을 느낍니다. 당연히 활동의 제약이 있습니다. 친구를 만나거나 사회생활을 하는 모든 활동들이 위축됩니다. 이런 경우를 망상이라 합니다. 망상엔 여러 종류의 망상이 있습니다. 가족들이 합심해서 자기를 해치려고 한다는 망상, 누군가 자신을 미행한다는 망상, 자기를 죽이려고 음식에 독을 탔다고 믿는 망상, 자신이 감시당하고 있다고 여기는 망상 등의 피해망상이 대표적입니다. 이러한 망상 원인은 정신적 스트레스를 심하게 받아서 나타날 수도 있지만 그 근원에는 스트레스에 취약한 유전적인 요소가 있습니다. 스트레스와 유전적인 취약함이 같이 결합하여 나타난 것입니다. 이런 경향은 어느 순간에 갑자기 나타난 게 아니라 조금씩 지속적으로 서서히 축적되어 나타난 것입니다. 초반엔 상당히 혼란스러워하고 불안하고 어쩔 줄 몰라 혼자서만 끙끙거리다가 시간이 흐름에 따라 가족이나 주위 사람들이 환자의 이상함을 느끼고 조치를 취하게 됩니다. 우리나라 환자의 대부분은 초반에 양방 신경정신과로 가서 우울증약이나 조현병약을 복용하는 것이 현재의 상황입니다. 정신병적 우울증과 조현병에 환청, 망상이 같이 나타나지만 조현병은 사고나 의식의 끊어짐 현상이 나타나는 데 비해 정신병적 우울증은 사고나 의식의 끊어짐이 없습니다.

19. 우울증 치험례

신경정신과 치험례는 매우 민감하고 개인정보에 관련된 문제이므로 치험례는 치료받은 분들에게 직접 연락하여 사전 동의를 얻고 올림을 밝히는 바입니다. 치험례에 과장이나 거짓이 없음을 밝힙니다. 우울증은 외부의 스트레스적인 문제와 내부의 몸 컨디션에 따라서 생기는데 정상적인 사람도 극심한 스트레스를 받으면 누구나가 우울증에 노출될 수 있습니다. 이것은 자연스러운 경우로 반응성 우울증이라고도 합니다. 스트레스가 해결되면 거의 좋아집니다. 이와는 달리 스트레스를 받지 않아도 몸의 면역 기능이나 대사 기능이 약해진 사람들은 저절로 우울증에 걸릴 수 있기 때문에 항상 규칙적인 생활 습관과 적절한 운동 등을 통하여 몸 관리를 해야 합니다. 모든 병이 그렇지만 우울증이나 섬유근육통 등의 병들은 살아가면서 병이 발생하는 계기가 있기 마련입니다. 여성들의 경우 생리, 임신, 출산, 폐경 등의 과정을 거치기 때문에 그 시기에 몸 기능이 떨어질 수 있습니다. 교통사고나, 수술 후유증, 운동 중 부상이나, 감기, 독감 등으로 우리 몸의 면역 기능이 떨어질 수 있는 상황이 나타나기 때문에 항상 그때그때 치료를 잘 받아서 병이 발생되게 하지 말아야 합니다. 평소 위장 기능이 허약하여 툭하면 속이 울렁거리고 잘 체하는 사람들과 신경이 예민해서 잘 놀라는 분들은 선천적으로(유전적으로) 취약하게 타고났기 때문에 몸 컨디션 유지를 항상 염두에 두어야 합니다. 우울증이 심해지면 정신병적 우울증으로까지 갈 수 있습니다.

스트레스와 상관없이 나타난 우울증

20대 초반의 여학생은 어려서부터 혼자 놀기를 좋아하며, 자는 도중 종종 가위에 눌렸다고 합니다. 캐나다에 유학을 갔는데 점점 몸 컨디션이 안 좋아지고, 스트레스를 받지 않았는데도 잠자는 도중 가위에 눌려 놀란 적이 여러 번 있었다고 한다. 어느 순간부터 외출하면 사람들이 다 자기를 쳐다보는 것 같아서 부담스러웠으며, 길거리의 차들이 자기한테 돌진하는 것 같아 무섭고, 길거리의 교통표지판들이 자꾸만 신경에 거슬렸다고 합니다. 둥근 표지판은 그나마 괜찮은데 삼각형이나 사각형 등 각진 표지판들이 자꾸 신경을 거슬리게 만들고 뒤통수를 자극한다고 하였습니다. 일반적인 차 소리나 화장실 물 내리는 소리, 문 닫는 소리, 사람들의 대화 소리가 크게 들리거나 날카롭게 들리면서 자극을 주었습니다. 증상이 점차 심해져 학업을 이어 가기가 너무 부담스러웠고 견디다 못해 한국으로 귀국해서 부모님한테 알리지도 않은 채 신경정신과에 갔다고 합니다. 그러나 성인이 아니라서 부모님을 모시고 와야 한다고 하여 부모님도 상황을 알게 되었습니다. 그로부터 국내 여러 대학병원으로 상담과 검사, 입원 치료도 했으나 증상의 호전이 별로 없고, 원인도 모른다 하여 동네 신경정신과에서 3년 정도 정신과 약을 복용하였습니다. 정신과 약을 복용하는 동안 체중이 20kg 증가했고, 약을 먹으면 정신이 몽롱하고 몸이 축 늘어지며 하루 종일 잠만 왔습니다. 적게 먹으면 증상이 나타나서 생활에 불편함이 있기를 3년 동안이나 반복했습니다. 병원 여러 곳을 다녀도 평생 약을 복용해야 한다는 말에 부모님의 마음이 무너졌습니다. 하루 종일 잠만 자는 것을 개선시켜 보려다가 부모님과 환자와의 갈등도 생기는 상황이었습니다. 20대 초반의 한창 젊은 나이로 평생 약을 복용해야 한다는 말에 다른 치료 방법을 찾아보기로 했다가 우연찮게 저희 한의원에 연락하게 되었습니다. 양약과 한약을 병용 치료하다가 점차 양약을 줄일 수 있도록 입원 치료를 권유하였습니다. 부모님께서는 주저하셨습니다. 대도시에 있는 유명 한방병원도 아니고 명성이 있는 한의원도 아닌 강원도 시골에 있는 이름 없는 자그마한 한의원을 쉽게 믿고 치료를 결정하기가 힘들었을 것입니다. 또 정신과 질환은 쉽게 안 낫는다는 생각도 있었을 겁니다. 하지만 환자의 큰 결심에 따라 정신과 약을 중단하고 입원 치료를 받기로 하였고 부모님도 힘들게 결정하였습니다. 환자는 입원 전에 이미 정신과 약을 중단하여 모든 증상이 나타나는 중이었습니다. 하루 종일 구역감, 구토감에 토하느라 며칠간을 화장실 앞에서 살았으며 24시간 두통과 어지럼증, 불면증 그리고 모든 움직이는 물체가 자신에게 달려드는 느낌, 자동차 브레이크 밟는 찢어지는 듯한 소리에 가슴이 두근대고, 집 근처 물가를 산책할 때 모든 물결이 자신에게 달려오는 것 같아 집으로 얼른 돌아오는 등 집 밖으로 나가기 힘든 상황이 되었습니다. 항우울제중단증후군이 모두 다 나온 것입니다. 이런 상태에서 어지럼증과 속 울렁거림이 심해 차를 타기가 힘들어서 밤을 새고 잠든 상태에로 저희 한의원에 입원하였습니다. 당장 항우울제중단증후군을 치료하기 위한 한약을 투여하였고 18박 19일 동안 침 치료, 한약 치료를 받으며 속 울렁거림, 구토증, 어지럼증, 24시간 앞머리 두통, 불면증 등이 점차 개선되었습니다. 입원 일주일 후부터는 무서워도 잠시나마 한의원 바로 앞의 편의점도 혼자 다녀왔습니다. 며칠 후부터는 한의원 직원과 같이 잠시나마 산책도 할 수 있었습니다. 힘들어도 옆에서 손잡아 주고 용기를 북돋아 주며 산책을 시켰습니다. 서서히 교통표지판이 신경 쓰이던 게 줄어들었고, 특히 뒤통수를 자극하던 뾰족한 표지판의 느낌이 점차 사라졌습니다. 거리의 모든 차가 자신에게 돌진하는 것 같은 느낌도 사라졌고, 24시간 괴롭히던 앞머리 두통도 없어지기 시작했습니다. 조용할 때 귀에 거슬리던 냉장고 돌아가는 소리도 신경이 덜 쓰이게 되었습니다. 자동차 브레이크 밟는 날카로운 소리도 정상으로 들리기 시작하였습니다. 저녁 식사 끝나고 혼자서 산책을 어느 정도 할 수 있게 되었고, 퇴원 전에는 모든 사항들이 거의 다 없어진 상황이었습니다. 그러나 시험 삼아 차에 타 봤을 땐 역시나 속 울렁거림과 어지럼증이 약간 나타났습니다. 18박 19일 동안 대부분 증상은 거의 호전되어서 무사히 차를 타고 퇴원하였습니다. 부모님은 기적이 일어났다며 기뻐하셨습니다. 2022년 3월 중순에 입원해서 2022년 4월 초순에 퇴원하였고 그 뒤로 9월 중순까지 한약을 복용하며 저절로 짜증 나고 신경질적이던 것도 없어졌습니다. 어머니 매장 일도 도와줄 수 있게 되었고, 10월에는 몸이 아파서 포기했던 공부를 다시 하기 위해 캐나다 유학길을 떠났습니다. 2022년 10월 중순 한약 투여를 중단하고 2024년 8월 현재 캐나다에서 열심히 공부하면서 아무런 불편한 증상 없이 지내고 있습니다. 이 어려운 치료가 성공한 이유는 환자가 나으려는 의지가 있었고, 항우울제중단증후군을 견디어 냈으며, 본원의 치료가 효과 있었기 때문이었습니다. 아무나 함부로 정신과 약을 줄이거나 중단하기는 힘들 것입니다. 하지만 우울증의 한약 치료 효과는 뛰어나고 원인 치료에 다가갈 수 있습니다. 3년 동안 환자가 복용했던 정신과 처방을 올려봅니다. 위 내용은 당시 환자의 동의를 얻어서 집필한 책에 올립니다.

극심한 스트레스로 인한 우울증

극심한 스트레스는 수많은 상황에서 나타납니다. 청소년들의 경우 학교 성적, 이성 간의 문제, 친구들의 따돌림과 폭력, 가정의 불화 등이 있습니다. 20대 초반의 남자 대학생은 원래 마음이 여린 착한 학생이었는데 친구와의 불화로 3개월간 극심한 스트레스를 받았습니다. 잠도 못 자고 식사도 못하면서 너무 많은 근심을 하는 중 4개월째부터 몸이 피곤해지기 시작하더니 아침에 일어나기가 힘들고, 눕고만 있고 싶고, 누우면 몸이 항상 긴장된 느낌에 밤에 잠에 들 수 없어서 힘들어 했습니다. 잠을 자도 피곤했으며 갑자기 잠에 깨면 더 이상 자지 못하고 날을 새기도 했습니다. 명치가 항상 더부룩하고, 울렁거렸으며, 가슴도 답답하고, 아침에 못 일어나서 점심, 저녁만 식사를 하게 되니 체중이 3개월 사이에 6kg이나 빠졌습니다. 도저히 학업을 이어 갈 상황이 안 되어 1학기를 휴학했습니다. 정신과 가서 우울증 진단을 받았습니다. 아침에 프로작 10mg에서 일주일 후 20mg로 늘리고 그란닥신정 0.5mg, 세란드정 0.5mg, 저녁은 알프람정 0.25mg와 염산 트라조돈염 1정, 세란드정 0.5mg를 복용하였습니다. 2개월 정도 복용하니 가슴 답답함과 자꾸 눕고 싶은 무기력감, 잠이 안 오던 게 좋아지긴 했지만 뭔가 계속 부족함이 있었습니다. 그래서 본원에 치료받기 위해 멀리 전남 광양에서 내원했습니다. 이런 경우는 우울증의 초기 단계로 병이 발생한 지 5개월밖에 안 됐고, 항우울제를 복용한 지도 두 달 차여서 쉽게 단약하면서 치료하였습니다. 항우울제를 중단하자 서서히 몸의 기운이 없어지면서 피곤해지기 시작했고, 가슴 답답함과 속 울렁거림이 다시 나타났으며, 잠도 덜 오기 시작하였습니다. 그러나 체력을 도와주는 한약과 가슴의 답답함과 속 울렁거림을 없애 주는 한약을 같이 처방해서 양약을 중단한 지 약 한 달 뒤에는 몸의 무기력감, 가슴 답답함, 속 울렁거림, 잠이 덜 오던 증상이 상당히 호전되었습니다. 한약 복용한 지 5개월째는 모든 증상이 호전되어 한약 복용도 중단하고 학교도 다시 복학하여 군대도 다녀왔습니다. 지금은 어엿한 직장을 가진 사회인이 되었습니다.

소화불량(속 울렁거림)으로 시작된 산후우울증

우울증의 시초는 여러 증상의 단서들로 시작되기도 합니다. 즉 신체화 증상들이라 표현하기도 하는데요. 초반에 속 울렁거림과 소화불량이 나타나면서 서서히 우울증 증상이 시작되기도 하고, 혹은 편두통이나 어지럼증으로, 혹은 복통과 설사로, 혹은 불면증으로, 혹은 극심한 피로감으로, 또는 몸 여기저기 아픈 섬유근육통으로 시작되기도 합니다. 이처럼 초반에 우울증으로 진단하기 어려운 증상들이 시간이 지나면서 전형적인 우울증 증상으로 나타나면서 우울증으로 진단되기도 합니다. 30대 직장인 여성은 둘째를 출산하고서부터 소화가 안 되기 시작하였습니다. 속이 울렁거리고 답답하여 소화제를 아무리 먹어도 효과가 없었으며, 서서히 잠이 안 오기 시작하고, 아무런 걱정거리가 없는데 모든 일에 흥미를 잃어버렸으며, 가끔씩 가슴이 두근거리고, 귀에서 삐 하는 소리와 바스락거리는 이명이 들리기 시작하였습니다. 저절로 눈물이 나고, 슬프며, 손가락 하나도 움직이기 싫은 상황이 되었습니다. 2년 전 우울증이 심하여 치료를 받았었는데 당시 재택근무를 하면서 하루 종일 누워만 있고, 사람 만나기도 싫고, 불 끄고 누워서 뭐만 하면 과거를 생각하며 곱씹고, 슬픈 생각만 났습니다. 먹지도 않으니 기운이 빠지고 체중도 급속히 줄었습니다. 당시 정신과 우울증 약을 처방받아 1년 정도 복용하고 증상들이 호전된 경험이 있었습니다. 그 뒤로 우울증약 복용을 중단하고 직장 생활을 잘하다가 산후 휴직을 하면서 증상이 다시 나타나기 시작했습니다. 정신과 약은 복용치 않는 상태에서 배우자와 본원에 내원하여 증상에 맞는 한약을 투여했고 초기 증상이 심하지 않아서 바로 속 울렁거림, 미식거림, 불면증, 무기력함, 허무감 등의 증상에 호전이 있었으며 대략 4개월 정도 복용한 후 치료를 끝냈습니다. 혹시라도 증상의 느낌이 나타나면 바로 한약을 재복용하라고 했습니다.

청소년 정신과 우울증

고등학교 2학년 올라가는 여학생이었는데 수험에 대한 스트레스였는지는 몰라도 어느 순간부터 밥을 먹으면 살찔 거라는 생각이 자기 의지와 상관없이 계속 들었답니다. 그러면서 여러 잡념들이 생각나고 불안해서 학업에 집중하기도 힘들었다 합니다. 속도 안 좋아서 자주 체하고, 차멀미를 했으며, 살찔 거라는 생각 때문에 스트레스받아 밥을 잘 안 먹게 되었습니다. 2개월 만에 체중이 급속도로 빠졌고, 피로하고, 뭐든 음식 넘기는 게 힘들어졌습니다. 부모님은 생업이 너무 바빠 딸이 급속도로 살이 빠지는 모습을 보고서야 사태의 심각성을 깨닫게 되었습니다. 대학병원 정신과에 2주 입원 후 잡념들과 살찔 거라는 망상적인 부분은 조금씩 개선되었는데 피로감과 속 울렁거림이 잘 없어지지 않았습니다. 학업을 이어 나가야 하는데 계속 졸리고 머리가 멍해서 병든 닭처럼 생활했다 합니다. 당연히 학업에 많은 지장을 초래했습니다. 본원에 내원하여 한약을 투여하니 속 울렁거림이 사라지고 체력이 좋아지기 시작하여 서서히 우울증약을 줄여 나갔습니다. 다시 잡념과 살찔 거라는 망상 그리고 속 울렁거림이 조금씩 나타났지만 충분히 감내할 만한 상황이었고 한약을 열심히 복용하여 바짝 말랐던 몸도 정상으로 돌아왔습니다. 속도 편안해지며 총 6개월 복용 후 치료를 중단하였습니다. 여성들의 경우 생리나 임신, 출산, 폐경을 거치면서 몸의 변화가 있을 수 있기에 비록 고등학생이었지만 유지 관리 차원에서 1년에 1~2번 정도 정기적으로 한약을 복용하라 했습니다.

환청을 동반한 우울증

30대 여자분은 예전부터 가벼운 우울증이 있었습니다. 조용하고 차분한 성격이었으며 증상은 심하지 않았습니다. 불면증이나 가슴 두근거림, 가슴 답답함과 의욕이 없을 때는 우울증약을 며칠간 복용하고 괜찮아지면 중단하기를 몇 년 동안 반복해 왔습니다. 언제부터인가 머릿속에 여러 사람들의 소리가 들리기 시작하고 자기를 놀리고 약 올려서 화가 난다는 말을 종종 하곤 했습니다. 밖에서 누가 부른다 하여 문을 열고 나가 보면 아무도 없었고 심지어 위층에서 하루 종일 쿵쿵거리면서 시끄럽게 한다고 여러 번 찾아가 항의를 했습니다. 아파트 위층 집에선 소음을 낼 상황이 아니었습니다. 갑자기 냉장고 돌아가는 소리에 신경질이 나고 자극적이어서 깜짝 놀란다고도 했습니다. 상황이 점점 악화되자 대학병원에 입원하였습니다. 4주간 입원하고 퇴원했을 시만

해도 거의 사라졌던 환청이 퇴원 두 달 후부터 서서히 나타나기 시작하였습니다. 리스페달 1mg에서 2mg으로 올려도 멍하고 졸리기만 할 뿐 환청이 완전히 없어지지는 않았습니다. 그사이에 체중이 많이 증가하였습니다. 그리고 전에는 안 그랬는데 생리 시기만 되면 증상 악화가 나타나 환청이 더 심해지고, 밤이면 얼굴이 벌게졌으며, 불안하고 안절부절못하는 증상도 나타났습니다. 그러다 생리가 끝나면 다시 증상 호전이 있었습니다. 치료를 원하여 왔는데 약기운 때문인지 약간의 멍한 상태였습니다. 상담 중에도 한약을 먹어도 환청이 안 낫는다고 제가 거짓말을 한다고 계속 말하더랍니다. 한약과 양약 병용 투여를 하여 양약으로 완전히 잡히지 않았던 환청 상태와 망상이 없어졌습니다. 1개월 후 리스페달을 1mg으로 줄이고 경과 관찰을 하였습니다. 다시 약간의 환청 증상이 나타났습니다만 심하지는 않았습니다. 생리가 다가올 시기에는 미리 준비해 둔 한약으로 생리 기간에 심해지는 증상을 억제시켜 나갔습니다. 생리가 끝나면 다시 환청, 망상을 없애는 한약을 복용했습니다. 이런 식으로 약 3개월 복용 후 리스페달 복용을 중단시켰습니다. 그 후로 5개월 정도 한약을 더 복용시키고 치료를 중단하였습니다. 더 이상 증상은 나타나지 않았지만 생리 시기만 되면 약간의 불안감 등 증상의 불안정성이 나타나는 것 같아 생리 시에만 한약을 더 복용시키고 치료를 끝냈습니다.

20. 섬유근육통 우울증에 입원치료가 필요한 이유

섬유근육통만 있거나 섬유근육통과 우울증(공황장애, 불안장애도 포함)이 같이 있는 환자분들은 진통제나 정신과 약을 복용 중일 것입니다. 양약을 복용함에도 통증이 있는 경우라면 한약과 양약 병용 투여 후 통증이 줄어든다면 치료에 대한 믿음과 희망을 가질 수 있습니다. 이 병을 치료하려면 어차피 양약을 줄여 나가야 합니다. 양약을 줄여 나가면 막았던 증상들이 조금씩 나오겠지요. 그 나타나는 증상들을 입원하면서 치료해 나가야 하는 것입니다. 통원 치료는 양약을 줄였을 때 나타나는 통증과 증상들을 잡아 주기 힘듭니다. 환자분들은 겁을 먹고 치료를 중단할 수밖에 없고 결국 다시 양약을 더 복용하게 됩니다. 섬유근육통은 여러 가지 원인이 있고 그 원인에 맞는 한약 처방이 10가지가 넘는데 아무리 진찰을 잘하고 진단을 잘한다 하더라도 양약을 먹고 있는 상태에서는 증상이 잘 안 나타나기 때문에 섬유근육통의 한의학적 특징들을 파악해 낼 수가 없습니다. 따라서 양약을 줄이면서 나타나는 통증이나 증상들을 수시로 잘 관찰하면서 치료를 해야 합니다. 그러려면 입원 치료를 할 수밖에 없는 것입니다. 입원하면 24시간 즉각 대처를 할 수 있는 상황이 되기 때문입니다. 양약을 복용하는 상태에서 한약 병용하면서 통원 치료를 하고, 양약 복용을 서서히

줄여 보는 것은 통증이 나타났을 때 즉시 대처하기 힘들기 때문에 거의 실패할 확률이 높습니다. 즉 한약, 양약을 병용 투여하는 상태에서 양약을 줄였을 때 환자가 복용하는 한약이 정확히 증상에 맞느냐가 관건인데 이게 쉽지가 않습니다. 그래서 입원 치료가 참 중요합니다. 여러 가지 섬유근육통에 맞는 약을 구비해 놓고 즉시 투여할 수 있는 상황은 입원 치료밖에 답이 없습니다. 통원 치료는 양약 복용해도 효과가 없어서 안 먹거나 몸이 많이 아프지만 부작용 때문에 양약을 안 먹고 견디는 상황에서 할 수 있는 것입니다. 물론 아프기 때문에 통원 치료하기도 힘든 상황이겠지만 어차피 통증 증상은 다 나타난 것이기 때문에 더 악화될 여지가 없는 것이죠. 이것은 우울증 환자의 치료에도 적용되는 상황입니다. 우울증약을 복용하는 한 입원 치료를 받아야 원활하게 치료를 받을 수 있습니다. 한의학 치료를 안 받고 병의원을 다니면서 복용하는 양약을 줄이거나 늘리며 본인한테 맞는 최대한 통증을 줄여 주는 양약을 복용하겠다면 통원만으로 충분히 가능합니다. 하지만 그 끝은 없을 겁니다.

아파도 양약을 복용치 않는 경우라면 입원치료가 훨씬 수월하나 확실히 섬유근육통으로 진단되어야 합니다. 단지 아프다는 이유로 그리고 치료를 받아도 잘 낫지 않는다는 이유로 섬유근육통이 아닌데도 섬유근육통으로 진단받고 환자 자신도 그렇게 알고 있는 경우들이 많습니다. 아프다고 하니, 아무런 고민도 하지 않고 진통제, 우울증약, 마약성진통제까지 무차별적으로 투여받는 경우들을 봐 왔습니다. 이러한 이유는 한양방 둘 다 섬유근육통의 진단이 어렵기 때문입니다. 여기저기 다 다녀 봐도 진단명이 일치하지 않는 경우가 부지기

수입니다. 따라서 입원 후 지속적인 진찰과 상담에 따른 정확한 진단이 필요합니다.

21. 심발타 유감

섬유근육통은 극심한 통증 외에 우울증이나 불면증 등의 신경정신질환도 동반할 수 있습니다.

심발타(돌록세틴)는 2004년에 주요 우울장애에 대한 치료 목적으로 FDA에 승인을 받았고, 당뇨병 환자에게서 나타나는 신경통에도 효과가 있어 FDA의 승인을 받았습니다. 몇 년 후 불안장애, 섬유근육통, 근육통(관절염과 요통) 등에 대해서도 승인을 받았습니다. 진통제와 마약성진통제를 제외하면 섬유근육통에 사용되는 대표적인 약으로 심발타와 리리카를 들 수 있습니다. 그러나 이를 섬유근육통의 치료제라고 하는데, 엄밀히 치료제는 아닙니다. 치료제란 병을 치료해서 없애고 나중에 약을 중단해도 병이 나아 증상이 안 나타나야 하는데 절대 그러지 않기 때문입니다. 이것도 역시 앞에 쓴 진통제랑 똑같은 것입니다. 따라서 치료제라 하면 안 되고 단순히 증상을 억제시켜 주는 약이라고 해야 합니다. 약을 먹는 동안은 진통제와 같이 약기운에 의해서 여러 증상들을 막아 주지만 약을 중단하거나 줄이면 강제로 막아 놨던 증상들이 쏟아져 나오기 때문에 환자는 무서워서 약의 복용량을 줄이거나 중단하지 못합니다. 약을 줄이거나 중단하면 그 통증은 몇 배 몇십 배로 튀어나옵니다. 이것을 금단증상이라 하는데 원인 치료가 되지 않고 증상만을 막아 줬기 때문에 봇물 터지듯 증상이 무섭게 나오는 것입니다. 어떻게 보면 아예 처음부터 안 먹느니만 못합니다. 따라서 이런 약들을 치료제라고 이름 붙이는 것은 잘못된 것입니다. 사람들은 심발타를 복용하고 병이 낫는 줄로 오해하게 됩니다. 반드시 증상완화제라고 불러야 합니다.

외국인 환자 유치 의료 기관

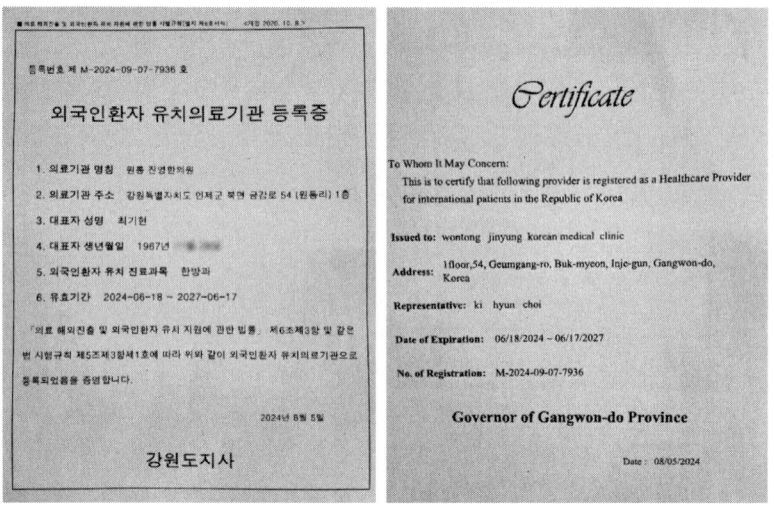

저희 한의원이 2024년 6월 18일 자로 외국인 환자 유치 기관이 되었습니다. 작지만 입원실을 갖추고 있으며 외국인 섬유근육통환자를 유치하여 치료할 예정입니다.

맺음말

온고이지신(溫故而知新)이란 유명한 고사성어가 있습니다. 옛것을 익혀 새로운 것을 알아낸다는 뜻입니다.

의학의 경우 이미 알려진 기존의 이론이나 치료를 토대로 새로운 이론이나 치료법을 창안하는 것이겠습니다. 그럼으로써 의학의 발전이 이루어지고 있습니다. 혹자는 옛것을 고리타분하고 시대에 뒤떨어진 것이라 생각하여 현대에 필요 없는 것이라고 치부할 수 있으나 절대 그렇지 않습니다. 아무리 오래된 의학이라 해도 진실은 진실인 것입니다. 물론 옛날의 이론이나 치료법들에 얼토당토않은 것들도 많습니다. 당연히 온고이지신의 자세로 잘못 알려진 이론이나 치료법들은 과감히 없애야 합니다. 충분히 효과적이고 제대로 된 이론이나 치료법들은 계승해야겠죠. 이미 오래전부터 알려졌고 지금도 환자 치료에 유효하게 사용되는 한의학의 이론과 치료법들이 많습니다. 그중 대표적인 게 한의학 용어인 습담증입니다. 습담증의 한의학적 치료는 섬유근육통을 포함한 류마티스질환의 원인 치료가 될 수 있습니다. 현대에도 난치나 불치인 우울증, 알츠하이머나 파킨슨 등 여러 질환들의 원인 중 하나가 습담입니다. 따라서 이런 난치병 분야의 한의약 치료에 많은 연구와 투자가 반드시 이루어져야 한다고 생각합니다.